AF546235

Organuhr für Einsteiger
- Das Praxisbuch -

Wie Sie durch Ihre innere Uhr zu ganzheitlicher Gesundheit finden und maximale Lebensenergie verspüren

Maria Seenberg

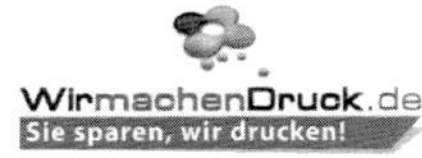

Alle Ratschläge in diesem Buch wurden vom Autor und vom Verlag sorgfältig erwogen und geprüft. Eine Garantie kann dennoch nicht übernommen werden. Eine Haftung des Autors beziehungsweise des Verlags für jegliche Personen-, Sach- und Vermögensschäden ist daher ausgeschlossen.

ISBN: 978-3-969306826

Email: info@edition-lunerion.de
www.edition-lunerion.de

Psiana eCom UG
Berumer Str. 44
26844 Jemgum

INHALT

Vorwort

Das Qi, unterschiedliche Dosha-Typen, Ayurveda und schließlich die Organuhr – von all diesen Begriffen haben Sie sicher schon einmal gehört und verbinden mehr oder weniger vage Vorstellungen damit. Natürliche Gesundheit, Rückbesinnung auf die Kräfte des Körpers – aber wie genau hängt das nun alles zusammen? Wenn Sie hier den Durchblick haben möchten und herausfinden, wie Sie sich selbst endlich wieder optimal mit lebensspendender Energie versorgen können, dann haben Sie mit diesem Buch genau die richtige Wahl getroffen. Die uralte Weisheit der traditionellen chinesischen Medizin bringt seit Jahrtausenden Heilung und hat auch heute noch neben Tabletten, Herz-OPs und Röntgenbildern Bestand, da sie auf unvergleichliche Weise für die ganzheitliche Gesundheit des Menschen sorgt.

Eine besondere Rolle kommt hier der Organuhr zu: Denn damit lassen sich Beschwerden ganz einfach dem jeweiligen Organ zuordnen und gleichzeitig kann die Behandlung im Einklang mit dem organischen Energiehöhepunkt optimiert werden. Da für allumfassendes Wohlbefinden jedoch viele Aspekte der TCM entscheidend sind, präsentiert dieser Ratgeber Ihnen leicht verständlich die ganze Bandbreite der alten Heilkunst. Sie fürchten, dafür sind Sie nicht spirituell genug? Keine Angst! Denn die Elemente der TCM sind kinderleicht auch dem durchschnittlichen Mitteleuropäer zugänglich und mit den einfachen Schritt-für-Schritt-Anleitungen können Sie ohne Vorkenntnisse sofort in ein gesünderes Leben starten!

Die Organuhr tickt...

Nach dem uralten Wissen der Traditionellen Chinesischen Medizin (TCM) sind sowohl Mensch als auch Natur einem permanenten Wechselspiel aus Dynamik und Ausgleich unterworfen. So wird unser Organismus von gewissen aktiven sowie passiven Phasen bestimmt, die das Fundament für das Modell der Organuhr legen. Jedes unserer inneren Organe wird zu einer bestimmten Uhrzeit besonders gut mit der Lebensenergie Qi durchströmt. Dabei wird immer ein Organ über die Meridiane im Körper für einen Zeitraum von etwa zwei Stunden mit der Lebensenergie Qi versorgt, wodurch es seinen absoluten energetischen Höhepunkt erreicht. Darüber hinaus verfügt jedes Organ über ein komplementäres Partnerorgan, das man auf der Organuhr entsprechend im gegenüberliegenden Zeitfenster ablesen kann. Nachdem der zweistündige energetische Höhepunkt vorüber ist, fließt das Qi weiter zum nächsten Organ, um nun dieses mit der Lebensenergie zu durchfluten. Ungefähr zwölf Stunden nach dem Energiehöhepunkt jedes Organs folgt dann die Ruhezeit, in der das jeweilige Organ seinen energetischen Tiefpunkt durchläuft. Mit dem jahrtausendealten Wissen der Traditionellen Chinesischen Medizin gelingt es uns nun, ein Leben im Einklang mit uns selbst und in vollkommener Gesundheit zu leben. Da die TCM den Menschen jedoch als eine verflochtene Gesamtheit betrachtet, reicht es nicht aus, sich lediglich mit dem Prinzip der Organuhr zu befassen. Denn die Energiebahnen in unserem Körper werden ununterbrochen mit der Lebensenergie durchströmt, die nur dann ungehindert fließen kann, wenn alle körperlichen und geistigen Funktionen ungestört ablaufen können.

Im Zuge dessen stützt sich die Traditionelle Chinesische Medizin nicht nur auf die Organuhr, sondern auch auf ihre nötigen Voraussetzungen, wie etwa die fünf Säulen der TCM, die Prinzipien von Yin und Yang oder die fünf Wandlungsphasen, welche von ein und derselben philosophischen Schule entwickelt wurden und wichtige Kapitel in diesem Buch darstellen. Neben dem umfassenden ersten

Teil des Buches, der die fernöstliche Auffassung zur Gesundheit und zum Wohlbefinden sowie jegliche Hintergrundinformationen rund um die Organuhr und ihre jeweiligen Organe inklusive typischer Beschwerden und Auslöser thematisiert, folgt der zweite große Teil des Buches, der sich mit der uralten Tradition des Ayurveda beschäftigt. Dabei erfahren Sie im ersten Schritt alle wichtigen Grundlagen zur Typenlehre der Heilkunst und können mit dem Dosha-Test selbst herausfinden, welchem Konstitutionstypen Sie am meisten entsprechen und was für die jeweiligen Typen am besten ist. Anschließend nimmt Sie das nächste große Kapitel auf eine kleine Reise durch die ayurvedischen Prinzipien zur Ernährung mit, auf der Sie nicht nur die Regeln der ayurvedischen Ernährung kennenlernen werden, sondern auch alles über das richtige Timing der Mahlzeiten für die entsprechenden Konstitutionstypen sowie über das ayurvedische Fasten, inklusive Rezepte, erfahren werden. Daran anknüpfend vermittelt Ihnen dieser Ratgeber weitere wichtige Informationen zur basischen Ernährung. Außerdem lernen Sie die Zeichen für eine Übersäuerung kennen, bevor Sie im letzten Teil des Buches durch die Welt der Bewegung geführt werden. Hier wird Ihnen nicht nur das Ausdauertraining nähergebracht, sondern auch der Grund dafür, warum und wie das Yoga die Meridiane im menschlichen Körper öffnen kann und wie es uns dazu verhilft, dass unsere Lebensenergie ungehindert fließen kann. Die verschiedenen Yoga-Posen, die Ihnen das Buch in der Folge präsentiert, lassen sich ganz einfach sofort umsetzen und helfen Ihnen nicht nur, Ihre Gesundheit zu optimieren, sondern auch, positiv in den Tag zu starten. Denn auch positive Gedanken sind ein wichtiger Grundpfeiler, um ein glückliches und zufriedenes Leben führen zu können.

Abschließend präsentiert Ihnen das Buch weitere Denkanstöße, um die Organuhr Schritt für Schritt in drei Wochen besser kennenzulernen, um dadurch mehr Gesundheit, Wohlbefinden und Leichtigkeit in Ihr Leben zu integrieren, bevor es mit einer Zusammenfassung der zentralen Erkenntnisse abschließt.

Die Polarität von Medizin & Heilkunde

WESTLICHE MEDIZIN HEUTE

Im Vergleich zu den fernöstlichen Auffassungen zu Gesundheit und Wohlbefinden ist unsere westliche Medizin eine noch relativ junge wissenschaftliche Disziplin, die sich erst in den letzten zweihundert Jahren durchgesetzt hat. Seitdem wird sie weltweit erforscht und konnte sich so in den vergangenen Jahren immer weiter entwickeln und sich in eine Vielzahl unterschiedlicher Disziplinen und Fachgebiete unterteilen. Westliche ärztliche Fachpersonen qualifizieren sich als hoch spezialisiertes Personal und durch komplexe technische Untersuchungsmethoden kann die Struktur einzelner Organe auf einen pathologischen Wandel hin untersucht werden. Der Blick der westlichen Medizin wird zunehmend tiefer und tiefer, verliert dabei in der Folge jedoch auch häufig das große Ganze aus den Augen.

Die westliche Medizin hat oftmals einen sehr eingeschränkten Blickwinkel auf die Problematik und konzentriert sich bei der Untersuchung meistens ausschließlich auf die bestehenden Krankheiten innerhalb der einzelnen Organe oder des Systems. Dadurch legt sie ihren Fokus vorrangig auf harte Fakten und jegliche Informationen, die sich in Daten und Zahlen ausdrücken lassen. Es geht also primär um die Betrachtung von Symptomen, wohingegen der Ursache der Erkrankung weniger Aufmerksamkeit geschenkt wird.

Durch die zunehmende Spezialisierung der westlichen Medizin können auf der anderen Seite jedoch große Erfolge, insbesondere in der Therapie sowie der Diagnostik, erzielt werden. So kann heutzutage eine Vielzahl verschiedener Krebsarten durch fachgerechte und schmerzfreie Eingriffe unter Narkose sowie durch weitere Behandlungen und Chemotherapie erfolgreich behandelt und bekämpft werden. Doch die spezialisierten Untersuchungsmethoden der westlichen Medizin lassen beispielsweise auch den lang ersehnten Kinderwunsch vieler Paare wahr werden, zum Beispiel durch die In-Vitro-Fertilisation (IVF, außerkörperliche Befruchtung).

Die Vorteile der Spezialisierung der westlichen Medizin liegen auf der Hand: Durch apparative Untersuchung ermöglicht sie eine exaktere Analyse und somit auch Diagnose von einzelnen Symptomen. Zudem wächst die Vielfalt operativer Eingriffsmöglichkeiten sowie medikamentöser Behandlungen stetig an.

Auf der anderen Seite werden bestimmte Erkrankungen mit der immer gleichen Medizin therapiert, wohingegen die fernöstliche Medizin höchst individuell ausgelegt ist. So greift die westliche Medizin bei einem Schnupfen zum Beispiel auf die klassische Behandlung der Symptome zurück, wobei meistens schleimlösende Medikamente und Nasensprays Verwendung finden. In der fernöstlichen Medizin schauen sich die ärztlichen Fachpersonen hingegen genau an, welche Ursachen dem Schnupfen zugrunde liegen, und behandeln die Krankheit an der Wurzel, wodurch Patienten individuell angepasste Rezepturen erhalten.

Wovon die westliche Medizin hingegen profitieren würde, ist das Verständnis dafür, dass wir Menschen die Besitzer unserer eigenen Heilkraft sowie Heildynamik sind. Vor allem von der fernöstlichen Auffassung der Traditionellen Chinesischen Medizin (TCM) können wir viel über den Fluss des Lebens lernen, genauso wie über das Sterben und das Geborenwerden, die Auffassung über das Kommen und das Gehen sowie darüber, wann wir festhalten und wann wir lieber loslassen sollten. Außerdem hat die Anwendung von Heilpflanzen in der Traditionellen Chinesischen Medizin einen langen Fortbestand, findet jedoch auch in der westlichen Medizin Anwendung.

Bereits römische und griechische Ärzte und Pharmalogen der Antike verfassten Kräuterbücher und verfügten über ein umfangreiches Wissen in der Lehre der Arzneimittel. Im Laufe der Zeit ist vieles von diesem Wissen in der westlichen Welt jedoch verloren gegangen und wurde stattdessen von einem äußerst analytischen Verständnis zum Thema Heilpflanzen abgelöst. Heutzutage ist die experimentell bestätigte Wirkung in der westlichen Medizin ausschlaggebend. Dabei zählt jedoch nicht nur die Wirkung von einer Pflanze in ihrer Einheit. Vielmehr ist die Wirkung ihrer einzelnen Inhaltsstoffe entscheidend. Hierin unterscheidet sich die westliche Medizin von der klassischen Heilpflanzentherapie, da diese immer die gesamte Pflanze nutzt, wohingegen die westliche Medizin sich einen Inhaltsstoff herausnimmt und sich auf dessen alleinige Wirkung vollständig konzentriert.

Genau hierin grenzt sich die moderne westliche Medizin auch von der Traditionellen Chinesischen Medizin ab, da diese grundlegend ohne Forschung entdeckt hat, dass bestimmte Pflanzen bei bestimmten Erkrankungen sehr gut anschlagen – so etwa der Beifuß bei Fieberschüben. Die westliche Medizin wollte auf der anderen Seite untersuchen, warum diese Pflanze wirksam ist, und hat deshalb ihre Inhaltsstoffe analysiert. Dadurch wurde herausgefunden, dass sich die Wirkung aufgrund des Pflanzenstoffes Artemisinin einstellen könnte, der noch heute eines der wirksamsten Malariamittel ist. Ein wesentliches Merkmal der westlichen Medizin ist demnach also der Versuch, zuerst einen Wirkstoff zu identifizieren und anschließend zu isolieren, damit bestimmte Krankheiten ganz gezielt behandelt werden können.

In den meisten Fällen gelingt es der westlichen Medizin, auf diesem Weg bestimmte Erkrankungen in den Griff zu bekommen. Nichtsdestotrotz kommt es auf der anderen Seite auch zu Nebenwirkungen, die meistens nicht auftreten würden, wenn man die gesamte Pflanze – so wie in der TCM – verwenden würde. Denn isolierte Wirkstoffe liegen im Körper in einer viel konzentrierteren Form vor als im Vielstoffgemisch der gesamten Pflanze, wodurch sie im Körper auch viel stärker reagieren. **Mit einer gesteigerten Dosis kommt es in der Folge auch zu einem erhöhten Risiko für potenzielle Nebenwirkungen.**

Ein weiterer Grund für Nebenwirkungen könnte außerdem sein, dass, durch die Isolierung von nur einem Wirkstoff, ausgleichende Inhaltsstoffe, die die Pflanze zum Selbstschutz nutzt, wegfallen. So dienen einer Pflanze zum Beispiel stark wirksame Inhaltsstoffe als sogenanntes Fraßgift, das sie vor Insektenbefall schützen soll. Nun gibt es jedoch auch andere Inhaltsstoffe, die diese Giftstoffe ausgleichen, damit die Pflanze nicht selbst an ihnen zugrunde geht. Fallen diese ausgleichenden Inhaltsstoffe in medizinischen Anwendungen weg, können potenzielle Nebenwirkungen die Folge sein.

FERNÖSTLICHE HEILKUNDE UND AUFFASSUNGEN ZU GESUNDHEIT & WOHLBEFINDEN

Die fernöstlichen Auffassungen zu Gesundheit und Wohlbefinden sind im Kontrast zur westlichen Medizin maßgeblich durch philosophische sowie religiöse Weltanschauungen geprägt. Insbesondere bei der Traditionellen Chinesischen Medizin und ihren Methoden, die nachfolgend im Fokus stehen werden, gibt es primär drei nicht eindeutig trennbare und sich gegenseitig beeinflussende chinesische Lehren, die in der Geschichte Chinas einen großen Einfluss auf die Gesundheitsauffassungen genommen haben: der Taoismus, der Buddhismus und der Konfuzianismus.

Der **Taoismus**, auch Daoismus genannt, kann sowohl als Philosophie als auch als Religion begriffen werden. Er basiert auf den Vorstellungen der alten Volksreligion Chinas. Das zentrale Element des Taoismus ist das **Tao**, das mit „der Weg" übersetzt werden kann und die höchste Form des Seins darstellt. Genauso wie eine Pflanze wächst auch das Tao aus sich selbst heraus, ist sich währenddessen aber nicht bewusst darüber, wie das Universum es hervorbringen wird. Das Tao ist die Essenz und die Einheit der Welt. Es symbolisiert das Eine, aus dem Vieles entstehen wird. Im Tao findet sich die Gesamtheit der Gegensätze und das Zusammentreffen von Sein sowie Nichtsein wieder. Außerdem geht aus ihm das Gegensatzpaar **Yin Yang** hervor, das zusammen das Sein der Welt beeinflusst.

Folgt man den Spuren des Tao und ahmt seine Wirkungsweise im eigenen Leben nach, kann man daraus Kraft ziehen. Die Wurzeln seiner Philosophien reichen bis tief in die traditionellen chinesischen Denkweisen. Dabei vertraut der Taoismus in die Kraft von spontanen Entschlüssen, die aus einem selbstlosen und ruhigen Geist entspringen. Denn das Tao selbst ist von einer geheimnisvollen Dunkelheit verdeckt, die als **Hsüan** bezeichnet wird. Das Hsüan ist keine klassische Dunkelheit, sondern symbolisiert das reine Unvorstellbare des Taos für unseren eigenen Verstand. Wir können das Hsüan zum Beispiel beim Versuch durchleben, uns an den Zeitraum vor unserer Geburt zurückzuerinnern.

Der chinesische Weise und Philosoph **Laotse** (auch: Laozi), der als Begründer des Taoismus gilt und dem seine ersten Schriften zugesprochen werden, soll das Tao als etwas Unbestimmtes beschrieben haben, das es bereits gab, bevor Himmel und Erde entstanden sind. Weiterhin soll er beschrieben haben, wie das Tao überall unermüdlich wirkt und dass es als die Mutter aller Dinge unter dem Himmel angesehen werden kann. Obwohl es etwas Unscharfes sei, sind in ihm Bilder und eine geistige Kraft enthalten, in der es Vertrauen gibt.

Der **Buddhismus** ist zwar eine der großen Weltreligionen, jedoch keine theistische Religion, bei der die Verehrung eines allmächtigen Gottes im Zentrum steht. Seine Methoden zielen darauf ab, die fundamentalen karmischen Ursachen von Leid unwiderruflich zu zerbrechen. Nach den Auffassungen Buddhas haben Erlebnisse ihre Auslöser nicht allein nur in diesem Leben, sondern auch in vergangenen Existenzen. Demnach wirken Gedanken, Worte und Handlungen auch in die Zukunft hinein – diese Idee beruht auf dem Prinzip des Karmas.

Buddhas Lehre ist eine Religion der Erfahrung, die die geistige Entwicklung zum Ziel hat. Jeder Mensch trägt die Fähigkeit zur Erleuchtung bereits in sich und der Pfad dorthin lässt sich durch Unabhängigkeit und Verantwortung für sich selbst bestreiten. Aus diesem Grund finden sich im Buddhismus nur wenige Vorschriften wieder, da seine Belehrungen ganz bewusst hinterfragt und überprüft werden sollen. Insbesondere der Chan-Buddhismus, der sich in Japan zum Zen-Buddhismus weiterentwickelte, unterstrich die Meditation als Methode der Erkenntnis und berücksichtigte zunehmend taoistische Elemente.

Der **Konfuzianismus** ist eine lebensnahe Morallehre mit religiösen Elementen. Neben dem Taoismus und dem Buddhismus gehört der Konfuzianismus zu den drei großen Lehren Chinas, die sich nicht nur gegenseitig verstehen, sondern auch ergänzen. Bereits seit vielen Jahrhunderten prägt er die Kultur sowie die Gesellschaft Chinas, indem er die Verhaltensnormen innerhalb der zwischenmenschlichen Relationen regelt. Der Konfuzianismus ist eine Tugendlehre, die sich mit der Frage nach dem Sinn des Lebens sowie der Harmonie beschäftigt und nach der Wahrung der Balance und dem Einklang von Mensch und Natur strebt. Gekennzeichnet ist der Konfuzianismus durch sein Streben nach einem goldenen Mittelweg, die Ausrichtung auf den Menschen und dessen Integration in die Familie, die Gesellschaft und den Staat sowie durch die richtige Lebensgestaltung und die Stärkung sowohl innerer als auch äußerer Harmonie.

Alle drei Lehren stehen untrennbar miteinander in Verbindung und beeinflussen sich gegenseitig. Das Ziel ist, im Gleichklang mit dem Kosmos eine seelische Erfüllung zu finden, für die der Taoismus inklusive seines Verständnisses des Universums sowie buddhistische und konfuzianische Handlungsweisen das Fundament bilden.

Verschiedene philosophische Auffassungen und theoretische Denkansätze im Westen und im Osten haben im Laufe der Jahrtausende zur Herausbildung unterschiedlicher Weltanschauungen geführt. Hierbei ist die fernöstliche Auffassung der Traditionellen Chinesischen Medizin, genauso wie die westliche Medizin, ein Konzept über das Leben und die Gesundheit, das in sich geschlossen ist. Die TCM stellt dabei jedoch ein wissenschaftliches Medizinsystem dar, das von der modernen westlichen Medizin vollkommen unabhängig ist. Denn die fernöstliche Medizin ist eines der ältesten, weltweiten Heilsysteme, das bereits seit mehreren Jahrtausenden im gesamten asiatischen Raum mit Erfolg erforscht, weiterentwickelt und angewendet wird.

Die entscheidende Komponente, die die Traditionelle Chinesische Medizin ganz deutlich von der westlichen Medizin trennt, ist **ihre Perspektive auf den Menschen**. Denn die TCM denkt stark vernetzt und arbeitet nach einem ganzheitlichen Ansatz, bei dem sie Körper, Seele und Geist zusammen betrachtet. Aus diesem Grund spielen auch, im Gegensatz zur westlichen Medizin, weiche Faktoren, wie emotionale Einflüsse oder die aktuellen Lebensumstände, im fernöstlichen Ansatz eine größere Rolle.

Die TCM betrachtet den Menschen also als ein vernetztes System und konzentriert sich nicht nur auf einzelne Faktoren, sondern nimmt ihn in der Begutachtung sowohl in all seinen körperlichen als auch psychischen Facetten wahr. Unterschiedliche Menschen mögen zwar, je nach Erkrankung, ähnliche Symptome aufzeigen, diese werden in der fernöstlichen Medizin jedoch oftmals ganz unterschiedlich behandelt – in Abhängigkeit von den Umwelteinflüssen, dem Typus und weiteren Faktoren.

Die TCM ist stets bestrebt, der Ursache und damit dem Kern auf den Grund zu gehen, weshalb der ganzheitliche Blick einer der wesentlichen Punkte ist, durch den sich die chinesische von der westlichen Medizin unterscheidet und abhebt.

Ganz besonders verschieden sind die beiden Ansätze in der Diagnose, da die TCM eine Erfahrungsmedizin ist, aus deren Blickwinkel Körper, Seele und Geist zusammenarbeiten. Die traditionelle östliche Medizin betrachtet genau, welche möglichen Auslöser als Störquellen des inneren Gleichgewichts und somit auch als Auslöser von Krankheiten möglich sind, denn wir Menschen stehen mit unserer Umgebung in ständiger Wechselwirkung. Dafür kommen emotionale Faktoren genauso in Frage wie äußere Einflüsse oder eine mangelhafte Ernährung. Die Diagnose der TCM hinterfragt all diese Aspekte und richtet ihre Aufmerksamkeit nicht nur auf einzelne Symptome, sondern auf den Menschen als Gesamtheit und seinen Organismus.

Die Arzneimittel, die in der fernöstlichen Medizin verwendet werden, sind auf die Patienten ganz individuell abgepasst und auf ihr jeweiliges Beschwerdebild abgestimmt. Bei der Arzneimitteltherapie werden einzelne Heilpflanzen geschickt miteinander kombiniert, wobei immer die gesamte Heilpflanze Verwendung findet. Nichtsdestotrotz werden auch in der traditionellen östlichen Medizin akute Symptome zuerst gelindert. Anschließend geht es jedoch direkt darum, die eigentliche Ursache zu ergründen und zu behandeln.

Das Besondere an der chinesischen Kräuterheilkunde ist dabei, dass sie auch andere Komponenten – wie die **emotionale Verfassung, individuelle Ess- und Lebensgewohnheiten**, die **Bedingungen der Umwelt** sowie den **konstitutionellen Rahmen** – berücksichtigt.

Auf Grundlage dessen wird dann ein individuell angepasster Therapieplan entwickelt, der im Zeitverlauf immer wieder erneut abgestimmt wird. Hierin findet sich ein weiterer grundlegender Unterschied zwischen der westlichen und der östlichen Medizin wieder, denn die westliche Medizin therapiert bestimmte Erkrankungen mit der immer gleichen Medizin. Dahingegen sind die Kräuterrezepturen der östlichen Medizin höchst individuell.

Obwohl die westliche und die östliche Medizin verschiedenen Philosophien folgen und gegenpolig sind, haben sie beide ihre Berechtigung und können sich innerhalb einer Therapie sogar sehr gut ergänzen. In der westlichen Medizin mag zwar noch Wissen zur Verwendung von Heilpflanzen existieren, jedoch ist die Sicht der Ganzheitlichkeit zu großen Teilen verloren gegangen. Dadurch verschwindet auch der Blick auf den Menschen und die Ursache für die Erkrankung selbst. Doch diese weiter gefasste Sicht auf die Dinge verändert nicht nur die Diagnose, sondern auch die Verwendung von heilenden Pflanzen in der nachfolgenden Therapie.

Deshalb vertrauen immer mehr Menschen, als Alternative zur modernen westlichen Medizin, dem Wissen des fernöstlichen Ansatzes, da sich dieser nicht einfach mit der Symptombehandlung zufriedengibt, sondern das Übel an der Wurzel packen will. Heutzutage sind die westliche und die östliche Medizin keine Konkurrenten mehr, denn sowohl Ärzte als auch Patienten sind davon überzeugt, dass beide Philosophien ihre absolute Daseinsberechtigung haben. Vor allem die Kombination beider Ansätze bietet den Patienten einen umfassenden Ansatz, denn sie ergänzen sich gegenseitig ganz ausgezeichnet – und das betrifft sowohl die Diagnostik und das Spektrum der Behandlung als auch ihre Wirkungsweise.

Traditionelle Chinesische Medizin - ein Exkurs

ANSATZ

Die Traditionelle Chinesische Medizin ist eine ganzheitliche Heilkunde, die verschiedenste, fast 2500 Jahre alte Heilmethoden Chinas vereint. Das Ziel der TCM ist es, das innere Gleichgewicht des Menschen wieder herzustellen, um so Krankheiten und Störungen zu verhindern oder sogar ganz zu beseitigen. Die Heilkunde basiert auf philosophischen Lehren auf der Ebene der Dualität, wie dem Prinzip des Yin und Yang, der Lebensenergie Qi und den Wandlungsphasen der fünf Elemente (Wasser, Holz, Feuer, Erde, Metall).

Die Traditionelle Chinesische Medizin beruht auf einem systematischen Denken, bei dem der Fokus auf der Gesamtheit des Organismus liegt, der in die beeinflussende und zum Teil auch beeinflussbare Umwelt eingebettet ist. Die TCM beschäftigt sich weniger mit der Frage danach, woraus ein Mensch besteht, sondern vielmehr mit der Frage danach, wie sich sowohl innere als auch äußere Umstände auf seine Funktionen auswirken. Denn der TCM liegt der **taoistische** Blickwinkel zugrunde, der den menschlichen Organismus als eine kleine Welt bzw. als ein Modell des Universums betrachtet.

Innerhalb dieses Universums beruhen Kommunikation und Transport auf komplexen Systemen, die sich aus Ausgleichbecken und Kanälen zusammenfinden und mit Meeren oder Seen verglichen werden können. Sobald alle Bereiche dieser inneren Landschaft in Harmonie miteinander stehen, sind wir automatisch gesund. Auf der anderen Seite manifestieren sich unkoordinierte und chaotische Funktionen in Form von Störungen, Erkrankungen und Mustern der Disharmonie. Dabei ist die Erkrankung, die sich manifestiert, der sichtbare Bereich der gestörten individuellen Struktur eines Menschen.

Die Elemente der Traditionellen Chinesischen Medizin setzen sich aus vielschichtigen Netzwerken zusammen, die aus seelischen, vegetativen und energetischen Verbindungen und Regulationen bestehen. Der regelmäßige Fluss dieser Netzwerke ist für unser körperliches, seelisches sowie geistiges Wohlbefinden verantwortlich. Dabei können Störungen entweder durch unterdrückte Gefühle (Angst, Trauer, Wut), neutrale Faktoren (Vergiftungen) oder äußere Einflüsse (Hitze, Kälte) hervorgerufen werden. Das Resultat sind Blockaden, Veränderungen in der vegetativen Kontrolle oder energetische Unter- oder Überfunktionen. Dabei äußern sich alle Fehlregulationen in seelischen und/oder körperlichen Beschwerden, die die TCM mit ihren differenzierten Diagnosemethoden erfassen und behandeln kann.

Durch die jahrtausendealte Erfahrung in der medizinischen Praxis und aufgrund der Klarheit in Diagnostik und Therapie bietet die Traditionelle Chinesische Medizin ein optimales Fundament für die westliche Medizin, die ganzheitlich orientiert ist. Meistens ist der westlichen Medizin die enge Verbindung von körperlicher und psychischer Symptomatik unbekannt, die jedoch für die tägliche Arbeit der TCM-Philosophie unabdingbar ist. In der Diagnostik sowie in der Therapie der TCM spielen besonders psycho-emotionale Aspekte eine wesentliche Rolle und westliche Begrifflichkeiten wie Intuition, Kognition oder Unterbewusstsein finden sich auch in der Traditionellen Chinesischen Medizin wieder. Leidet ein Patient zum Beispiel an Schmerzen unterhalb des Rippenbogens, hat mit Sehstörungen zu kämpfen, ist im Bewegungsapparat von rheumatischen Beschwerden beeinträchtigt und hat dazu vielleicht sogar noch Kopfschmerzen und mit unterdrücktem Ärger oder sogar einer Depression zu kämpfen, weisen alle diese Beschwerden, laut der TCM, den gleichen Nenner auf: Sie alle sind Teil eines Erkrankungsmusters, das zur Wandlungsphase Holz gehört, auf die in einem der nachfolgenden Kapitel näher eingegangen wird.

In der westlichen Medizin wird jede Erkrankung hingegen als eine gesonderte Störung betrachtet, die in keinem Zusammenhang mit den anderen Symptomen steht.

Patienten würden dann jeweils zu Ärzten unterschiedlicher Fachgebiete geschickt werden, von denen keiner etwas von den anderen wüsste bzw. keiner überhaupt nach weiteren Symptomen oder einem Zusammenhang fragen würde.

DAS QI

Das Qi (Aussprache: „Tschi") ist der alten chinesischen Erfahrung nach die Lebensenergie, die das gesamte Universum auf Energiebahnen, den Meridianen, durchfließt.

Diese Meridiane bzw. Leitbahnen fließen auch durch unseren eigenen Körper und verbinden unsere jeweiligen Organe miteinander – etwa so, wie sich Flüsse durch eine Landschaft hindurchziehen und sie mit ihrem zum Leben notwendigen Wasser versorgen.

Die Meridiane werden zwar ständig von der Lebensenergie durchströmt, jedoch gibt es tagsüber bestimmte Zeitpunkte, zu denen einzelne Organe jeweils besonders gut mit Qi versorgt werden. Aus dieser Annahme heraus ist das Prinzip der Organuhr entstanden, das besagt, dass jedes Organ zu einer bestimmten Zeit des Tages besonders aktiv ist.

Dadurch können Therapierende, die nach dem traditionellen chinesischen Verfahren arbeiten, bereits erste Rückschlüsse auf mögliche Krankheiten ziehen. Nach der Philosophie der Traditionellen Chinesischen Medizin befindet sich ein Mensch in körperlicher und seelischer Gesundheit, wenn seine Lebensenergie ungehindert fließen kann und Yin und Yang sich in ihm bzw. in ihr in einem Gleichgewicht befinden. Erkrankt ein Mensch, gibt das sowohl Aufschluss darüber, dass seine Lebensenergie blockiert ist und nicht mehr richtig fließen kann, als auch darüber, dass sich Yin und Yang nicht mehr im Gleichgewicht befinden.

Die Traditionelle Chinesische Medizin hat zum Ziel, bei Patienten die Blockaden innerhalb des Flusses der Lebensenergie zu lösen und das Gleichgewicht wieder herzustellen. Die Behandlung ist ganzheitlich, wofür sowohl die Psyche als auch der gesamte Körper untersucht wird. Zudem arbeitet die TCM mit einer komplexen Lehre der Meridiane und der Wirkweisen der unterschiedlichen Erscheinungsformen des Qi, die sich im menschlichen Organismus wiederfinden.

So gibt es etwa ein **Atem-Qi**, welches wir über unsere Atmung aufnehmen, ein **Nahrungs-Qi**, das in unseren Körper durch die aufgenommenen Nahrungsmittel gelangt, und ein **Ursprungs-Qi**, das uns bei der Geburt von unseren Eltern mitgegeben wurde. Diese drei Formen des Qi vermischen sich und erschaffen in ihrer Summe das **Wahre-Qi**, welches die folgenden fünf Hauptfunktionen hat:

- Quelle der Bewegung im Körper und Begleiter jeder Bewegung
- Quelle von harmonischen Transformationen innerhalb des Körpers
- Erwärmung des Körpers
- Regulierung der Bewahrung von körperlichen Substanzen
- Schutzschild des Körpers

Das Wahre-Qi selbst kann wiederum in weitere Arten unterteilt werden, wobei jede Unterart erneut die aufgelisteten Hauptfunktionen enthält. Die wichtigsten Unterformen des Wahren-Qi sind für uns sicherlich das **Organ-Qi**, das **Nähr-Qi** sowie das **Abwehr-Qi**.

Nur durch das Gleichgewicht von Yin und Yang, das vollkommene Harmonie im Leben, in der Lebensweise sowie zwischen den einzelnen Organen im Körper mit sich bringt, kann neue Lebensenergie geschöpft werden, die in Qi umgewandelt werden kann und anschließend in gleichmäßigen Abständen durch den Körper fließt. Letztendlich werden alle natürlichen Prozesse durch die konträren Kräfte von Yin und Yang im Gleichgewicht gehalten. Wichtig dabei ist, dass keine der beiden Kräfte die Oberhand gewinnt.

Übrigens symbolisiert das chinesische Schriftzeichen für die Lebensenergie Qi Dampf, der aus einem Reistopf aufsteigt, denn Qi ist das, was nährt und am Leben hält. Es ist die Bewegung, die aufsteigt, nach oben wächst und sich dabei entfaltet. Qi ist nicht nur im Menschen, sondern auch in der Natur der Fluss sowie das Leben selbst.

ALLES KOMMT IN FLUSS

Die Traditionelle Chinesische Medizin betrachtet den Menschen also als eine verflochtene Gesamtheit, die aus Körper, Geist und Seele besteht. Dabei wird der Körper ununterbrochen von unterschiedlichen Energien, dem Qi, durchflossen, welches in allen Lebewesen, Elementen und Dingen, die auf der Welt existieren, vorkommt. Der Lehre des **Daoismus** zufolge beeinflusst das Qi die Welt, weshalb die Energien, die ein vielschichtiges Netzwerk bilden, ungehindert durch den menschlichen Körper fließen sollen. Die jeweiligen Energiebahnen, aus denen sich dieses Netzwerk zusammensetzt, werden Meridiane genannt.

Damit das Qi im menschlichen Körper fließen kann und alle Funktionen des Körpers ungestört und gesund ablaufen, muss es ungehindert fließen können. Sobald es eine Störung innerhalb der Energiebahnen gibt, entstehen der TCM zufolge Krankheiten. Um die verschiedenen Energien im menschlichen Körper auszugleichen, bedient sich die TCM fünf Säulen, dem Prinzip von Yin und Yang sowie den fünf Elementen, um die Meridiane zu aktivieren und den Körper dadurch zur Selbstheilung anzuregen.

Yin und Yang

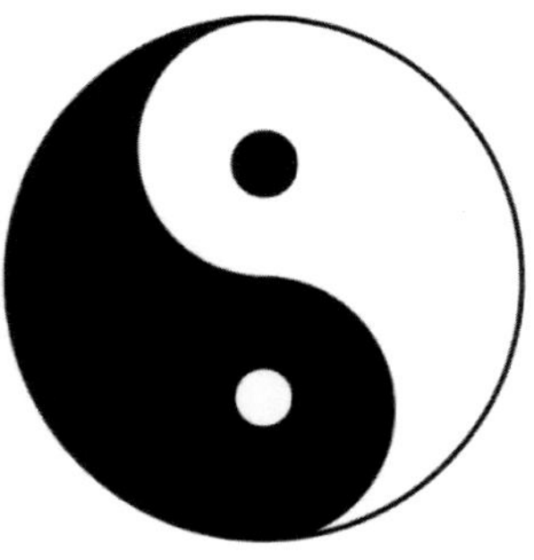

Yin und Yang sind zwei aus der chinesischen Philosophie stammende Begriffe, die zwei gegensätzliche Kräfte bezeichnen. Dabei handelt es sich jedoch nicht um Kräfte, die sich gegenseitig abstoßen. Vielmehr ergänzen sie einander, bedingen sich gegenseitig und können nur dann funktionieren, wenn sie die jeweils andere Kraft fördern und miteinander eine Einheit bilden.Yin und Yang sind Ausdruck eines Wechsels konträrer Stadien der Zeit, wobei jedes einzelne Phänomen des gesamten Universums einer zyklischen Bewegung von Aufwärts und Abwärts unterstellt ist, innerhalb derer sich das alternierende Yin und Yang als antreibende Kraft präsentiert. Beim Prinzip des Yin und Yang geht es also um ein Zusammenwirken zweier polarer Zustände, wobei jedes Stadium immer den Keim des jeweils anderen innehat. Das bekannte Yin-Yang-Symbol, das ein weißes und ein schwarzes Element zeigt, wird als **Taijitu** (höchstes Grundprinzip) bezeichnet. Dabei symbolisiert das Yin alles Dunkle, Negative, Kalte und Weiche und das Yang alles Helle, Positive, Heiße und Harte. Das Taijitu lässt folgende Gedankenschlüsse zu:

1. **Yin und Yang bilden trotz ihres Gegensatzes eine Einheit und ergänzen einander:** Trotz des Widerspruches ist dieser Rückschluss der Ursprung jeder Transformation, jeder Entwicklung sowie jeden Verfalls aller Dinge. Der Gegensatz zwischen Yin und Yang ist jedoch niemals absolut. Vielmehr ist er relativ und muss immer im Verhältnis gesehen werden. Aus diesem Grund ist die Aussage, dass etwas Yin oder Yang sei, falsch. Vielmehr müsste die Aussage lauten, dass etwas mehr Yin im Vergleich zu Yang oder aber mehr Yang im Vergleich zu Yin ist.
2. **Yin enthält den Keim für Yang und Yang enthält den Keim für Yin:** Trotz ihres Gegensatzes sind Yin und Yang voneinander abhängig und können unabhängig voneinander nicht existieren.
3. **Yin wechselt in Yang über und Yang wechselt in Yin über:** Yin und Yang stehen immer in einem dynamischen Gleichgewicht, das ihr Verhältnis zueinander ändert, sobald es aus der Balance gerät. Sobald einer der beiden Pole überwiegt, nimmt der andere ab.
4. **Nichts ist nur Yin und nichts ist nur Yang:** Die beiden Pole sind nicht statisch. Vielmehr wechseln sie auf eine dynamische Art und Weise jeweils ineinander über – genauso wie Tag und Nacht ineinander übergehen. Die Transformation kann jedoch nur dann erfolgen, wenn die Zeit reif ist und die notwendigen inneren Bedingungen gegeben sind.

Yin und Yang kreieren ein bipolares Ordnungssystem, das die Dualität im alltäglichen Leben sowie im Weltall beschreibt.

Yin	Yang
Materie	Energie
Mond	Sonne
Nordseite	Südseite
Winter	Sommer
Erde	Himmel
Raum	Zeit
Norden	Süden
Westen	Osten
Frau	Mann
Ruhe, Passivität	Bewegung, Aktivität
Schattenseite des Berges	Sonnenseite des Berges
Nacht, Dunkelheit	Tag, Helligkeit
langsam	schnell
rechts	links
Kälte	Hitze

Die Idee von Yin und Yang ist so essenziell, dass die gesamte fernöstliche Medizin auf ihrem Prinzip beruht, sodass auch die Unterteilung von Krankheitszuständen in das Konzept von Yin und Yang in der Traditionellen Chinesischen Medizin eine wesentliche Rolle spielt. Dabei wird auf vier wesentliche Ziele zur Behandlung zurückgegriffen: Yin stärken, Yang stärken, Beseitigung des Yin-Überschusses oder Beseitigung des Yang-Überschusses.

Das Prinzip des Yin und Yangs kann helfen, sowohl körperliche als auch seelische Symptome, Krankheiten oder ganze Personen zu kategorisieren. Damit jedoch eine exaktere Differenzierung stattfinden kann, muss auf das Prinzip der fünf Wandlungsphasen zurückgegriffen werden, das von derselben philosophischen Schule entwickelt wurde, von der auch das Yin-Yang-Konzept stammt (Naturalismus-Schule).

Das Ordnungssystem der fünf Wandlungsphasen ist dem System des Yin und Yangs sehr ähnlich und markiert einen der Grundpfeiler der Traditionellen Chinesischen Medizin.

Die 5 Wandlungsphasen/Elemente: Wasser, Holz, Feuer, Erde, Metall

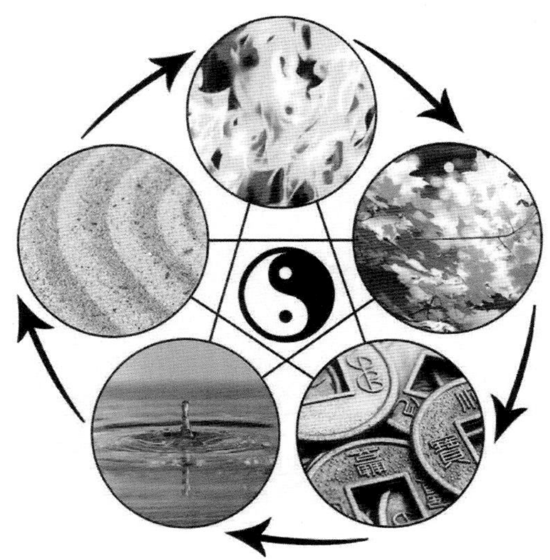

Im Daoismus ist neben dem Prinzip des Yin und Yangs auch die Lehre der fünf Elemente enthalten, wobei beide Theorien als Fundament der chinesischen Medizintheorie dienen. Da es sich beim Begriff Element nicht um feste Bestandteile der Natur handelt, sondern um wesentliche Qualitäten und Abläufe, wird die Lehre häufig auch als Wandlungsphasen bezeichnet. Die fünf Elemente sind das **Wasser**, das **Holz**, das **Feuer**, die **Erde** sowie das **Metall**. Sie alle haben unterschiedliche, ganz wesentliche Eigenschaften, um die Relation zwischen den Menschen, der Erde und dem Himmel zu verstehen. In jeder Phase des Wandels sind unsere Beziehungen zu unserem Körper, zu unseren Gefühlen und zu unseren Aspekten auf psychisch-seelischer Ebene und die kosmischen Beziehungen sowie ihre jeweiligen Äquivalente in der Ebene der Natur enthalten. Dabei stehen die fünf Grundenergien sowohl in einer sinnvollen Reihenfolge als auch in einem sinnvollen Bezug zueinander und gehen nahtlos in die jeweils nächste über. Dadurch bleibt die Energie in ihrer Einheit stets im Fluss, Altes kann zurückgelassen und Neues willkommen geheißen werden.

Jede der fünf **Wandlungsphasen** beinhaltet alle Aspekte unserer Psyche, unseres Verstandes, unserer Emotionen und Gefühle, unseres Körpers und unserer Spiritualität. Die Reihenfolge der Wandlungsphasen wird damit erklärt, dass eine Phase des Wandels jeweils die andere nährt. Die Phasen, die sich dabei im Prozess abwechseln, können oftmals durch die Abfolge der Jahreszeiten verdeutlicht werden.

So steht das **Wasser** als wesentliche Komponente einer jeden Dynamik und als ruhender Ausgangspunkt ganz unten und entspricht dem Winter.

Als vorbereitende und expandierende Phase des Wandels und Wachstums folgt nun der Frühling, der durch das **Holz** vertreten wird.

Das **Feuer** markiert den Höhepunkt und repräsentiert den Sommer, bevor die Erde, als wandelnder Aspekt und Auslöser des Heranwachsens, den Spätsommer einläutet.

Entsprechend der Herbstreifung strukturiert und konzentriert das **Metall** die Aktion, auf die erneut eine Phase des Ruhens, das Wasser, folgt.

Genau wie in vielen anderen Segmenten der fernöstlichen Medizin sind auch innerhalb dieser Lehre die Zuordnungen und Entsprechungen von wesentlicher Bedeutung, denn die fünf Elemente können ganz unterschiedlichen Bereichen zugeordnet werden, wie nachfolgend dargestellt wird:

	Wasser	**Holz**	**Feuer**	**Erde**	**Metall**
Jahreszeit	Winter	Frühling	Sommer	Spätsommer	Herbst
Himmelsrichtung	Norden	Osten	Süden	Mitte	Westen
Klimatischer Faktor	Kälte	Wind	Hitze	Nässe	Trockenheit
Farbe	schwarz	grün	rot	gelb	weiß
Geschmack	salzig	sauer	bitter	süß	scharf
Emotionen	Angst	Sehnsucht	Freude	Grübeln	Traurigkeit
Entwicklungsstadium	Speicherung	Geburt	Wachstum	Nachdenken	Ernte
Yin-Yang	äußerstes Yin	kleines Yang	äußerstes Yang	Mitte	kleines Yin
Yin-Organ	Niere	Leber	Herz	Milz	Lunge
Yang-Organ	Harnblase	Gallenblase	Dünndarm	Magen	Dickdarm

Gleich dem Konzept von Yin und Yang sind auch die Wechselbeziehungen der Elemente bzw. Phasen untereinander von großer Bedeutung. Die Wandlungsphasen nähren einander und bringen sich gegenseitig hervor. Dabei ernährt das Wasser das Holz, welches wiederum das Feuer verbrennen lässt, durch dessen entstandene Asche die Erde hervorkommt. Die Erde bringt wiederum Metall hervor und Spurenelemente beleben in der Folge das Wasser, welches dann wieder das Holz ernährt.

Die Wechselbeziehungen der fünf Elemente können in der Traditionellen Chinesischen Medizin modellhaft auf die Relationen innerhalb der inneren Organe projiziert werden. Was bereits aus der Tabelle ersichtlich wird, wird im Verlaufe dieses Buches tiefgründiger untersucht. Die Funktionen der Organe stehen zu den verschiedensten Phänomenen sowie den fünf Wandlungsphasen in einem komplexen Wechselverhältnis.

Auch in diesem Kontext ist Gesundheit mit Balance gleichzusetzen. Tritt eine umfassendere Störung dieses Gleichgewichts auf, entwickelt sich daraus eine Krankheit, die durch Beobachtung der unterschiedlichen Faktoren diagnostiziert wird. So kann eine gelbliche Gesichtsfarbe auf eine Dysbalance im Element Erde hinweisen, welches durch eine Milz-Qi-Stagnation zustande gekommen sein könnte (Vgl. dafür die obere Tabelle). Auch andere Komponenten, wie Geschmacksrichtungen, Klima oder Emotionen, geben Aufschluss über potenzielle Störungen und Erkrankungen, die erneut deutlich werden lassen, dass physische und psychische Erscheinungen unter keinen Umständen getrennt voneinander betrachtet werden sollten.

METHODEN – DIE FÜNF SÄULEN DER TCM

Die Traditionelle Chinesische Medizin setzt neben dem Konzept von Yin und Yang und den fünf Wandlungsphasen bzw. Elementen auf fünf verschiedene Säulen unterschiedlicher Behandlungsverfahren, um das Qi wieder in den Fluss zu bekommen. Die fünf Säulen umfassen die **Akupunktur**, die **Arzneimitteltherapie**, meditative/koordinative Techniken wie **Qigong**, die traditionelle chinesische Massage **Tuina** sowie eine abgestimmte **Diätetik**. Das Zusammenspiel aller fünf Säulen bedingt einen ungestörten Energiefluss im menschlichen Organismus. Welche Wirkung die jeweiligen Säulen nun auf den menschlichen Körper haben und wie die Idee hinter der TCM wirklich funktioniert, wird im Folgenden erklärt.

Säule 1: Akupunktur

Der Grundgedanke der Traditionellen Chinesischen Medizin ist, dass das Qi wie ein sehr komplexes und strukturiertes Leitsystem durch unseren Körper fließt, um das herum sich 361 Akupunkturpunkte befinden.

Die Akupunktur ist ein knapp 3000 Jahre altes alternatives Verfahren zur Heilung, dessen Wurzeln sich in der TCM wiederfinden. Die Akupunktur soll die Energieblockaden lösen und den Energiefluss anregen, indem an speziellen Punkten, die an den Meridianen liegen, feine Nadeln in die Haut gestochen werden. Die Meridiane nehmen auf unsere Organfunktionen Einfluss. Sobald der Energiefluss gestört ist, sind häufig Erkrankungen die Folge.

Zusätzlich kann die Akupunktur durch die Therapiemethode **Moxibustion** ergänzt und begleitet werden. Bei der Moxibustion werden verschiedene Akupunkturpunkte mit brennendem Moxakraut erwärmt, um so den Energiefluss weiter anzuregen. Das Moxakraut besteht aus den Blättern des Beifußkrauts, dessen Hitze bis in die Tiefen des Körpers eindringen und die Zirkulation der Lebensenergie und des Blutes anregen kann. Dadurch wird der vorherrschenden energetischen Leere und Kälte im Körper entgegengewirkt.

Achtung: Sowohl die Akupunktur als auch die Moxibustion nur von Experten durchführen lassen!

Übung Akupressur:
Anders als bei der Akupunktur, bei der mit Nadeln gearbeitet wird, findet die Behandlung bei der Akupressur durch den sanften Druck der Hände statt, wodurch sich die Akupressur perfekt zur Selbstanwendung eignet.

Akupressurpunkt des Lungenmeridians:
linke äußere Seite des Unterarms, etwa eine Breite des Fingers oberhalb des Handgelenks

Stimulieren Sie den Akupressurpunkt Ihres Lungenmeridians durch Druck, den Sie durch Ihren Daumen oder durch die Spitze Ihres Zeigefingers ausüben. Als Alternative bietet es sich auch an, den Fingerknöchel Ihres angewinkelten Zeigefingers zu nutzen, um Druck auf den Akupressurpunkt auszuüben. Üben Sie nun für einige Sekunden Druck auf die entsprechende Stelle aus. Klopfende, kreisende oder vibrierende Massagen können die Wirkung der Anwendung zudem verstärken.

Säule 2: Arzneimitteltherapie

Die zweite Säule der Traditionellen Chinesischen Medizin ist die Arzneimitteltherapie (CAT). Die Rezepturen des Verfahrens sind meistens mehrere Jahrhunderte alt und setzen auf die Kraft bewährter Pflanzen. Bei der chinesischen Arzneimitteltherapie werden häufig einzelne Teile der Pflanze wie die Blüten, die Blätter, die Rinden oder aber auch die Wurzeln verwendet. Tierische oder mineralische Substanzen, wie etwa Muschelschalen, werden nur selten genutzt. Die Kräuterzugaben unterscheiden sich nach Organbezug, Geschmack, Wirkung sowie den thermischen Eigenschaften, sodass jeder Patient eine ganz individuell abgepasste Rezeptur bekommt. Eine Kräuterrezeptur setzt sich dabei oftmals aus bis zu zwölf Bestandteilen einer Pflanze zusammen, wobei bei der Anordnung der Zutaten eine harmonische Zusammenstellung der Eigenschaften der Kräuter wichtig ist. Anders als die Akupunktur ist die Arzneimitteltherapie bislang kaum anhand von klinischen Studien erforscht worden. Vielmehr beruht sie auf Erfahrungswerten sowie Praktiken, die Jahrtausende alt sind.

Säule 3: Qigong

Des Weiteren sind in der Traditionellen Chinesischen Medizin meditative und koordinative Übungstechniken wie das Qigong fest verankert. Die Techniken sind jedoch nicht einzig und allein nur Meditationsübungen, sondern stellen eine Kombination aus solchen sowie Bewegungs- und Atemübungen dar. Ihren Ursprung finden wir in den Wurzeln der chinesischen Kampfkünste. Ihr Ziel ist es, Körper, Geist und Seele bei ihrer Ausführung stärker wahrzunehmen und das Qi zu harmonisieren. Die Lebensenergie soll durch die verschiedenen Bewegungen ungestört durch den Körper fließen können und das Gleichgewicht aufrechterhalten.

Übung Qigong: Aufwecken des Qi

Stellen Sie sich hüftbreit auf, atmen Sie tief ein und heben Sie währenddessen Ihre Arme nach oben bis auf Schulterhöhe. Ihre Handflächen zeigen dabei zum Boden. Halten Sie Ihren Oberkörper weiterhin aufrecht und sinken Sie mit Ihren Knien leicht nach unten – so, als würden Sie sich langsam in die Hocke bewegen. Zur gleichen Zeit senken Sie nun auch Ihre Hände nach unten bis auf Höhe Ihres Bauchnabels und atmen dabei aus. Während der Übungsausführung können Sie außerdem folgende Sätze sprechen:

„Ich sammle neues und frisches Qi und gebe zur selben Zeit mein verbrauchtes Qi über meine Füße in die Erde ab. Mein Körper ist aktiviert, sodass das Qi durch mich durchfließen kann."

Säule 4: Tuina

Die vierte Säule der TCM bildet die traditionelle chinesische Tuina-Massage. Sie lässt sich aus folgenden Wörtern ableiten:

→ Tuī = Schieben

→ ná = Greifen

→ Àn = Drücken

→ mó = Reiben

Anders als die Akupunktur sowie die Moxibustion behandelt die Tuina-Massage komplette Energiestränge, denn das Qi soll im gesamten Körper, durch die gezielte Massage, wieder in Bewegung gebracht werden. Dabei werden nicht nur die Muskeln und die Gelenke, sondern auch die Sehnen sowie die Bänder miteinbezogen. Auch Mobilisationsdehnungen und chiropraktische Griffe haben ihren festen Platz innerhalb der traditionellen chinesischen Massageform. Insgesamt soll die Tuina-Massage sowohl die Blockaden innerhalb der Energiebahnen als auch die Verspannungen im Körper sowie im Geist lösen. Sie sorgt für eine Harmonie der Atmung, eine Klärung der Seele und fördert außerdem noch die körperliche Bewegung.

Übung Tuina: Technik „Mo" – Streichen, Reiben, Berühren

Diese Technik der Tuina-Massage wirkt sich harmonisierend auf Körper und Geist aus. Durch Ihre kreisenden Bewegungen erwärmt die Technik die Meridiane im Körper und vertreibt dadurch Kälte. Außerdem reguliert die Mo-Technik den Fluss des Qi sowie des Blutes, wirkt krampflösend, schmerzlösend, trägt zum Abbau von Schwellungen bei und sorgt für die Regulation des Nervensystems. Massieren Sie hierfür die Stellen Ihrer Wahl reibend entweder mit Ihren Fingern, Ihren Handinnenflächen, der Wurzel Ihrer Handflächen, Ihren Ellbogen oder aber mit Ihren beiden Händen in jeweils entgegengesetzte Richtungen.

Säule 5: Ernährung

Die fünf Elemente Wasser, Holz, Feuer, Erde und Metall repräsentieren nicht nur fünf Geschmacksrichtungen, die auf unterschiedliche Funktionen des Körpers einwirken, sondern sie sind auch verschiedenen Organen des Körpers zugeordnet. Mithilfe der chinesischen Ernährungslehre, die auf den fünf Elementen basiert, soll das Energiegleichgewicht gehalten sowie wiederhergestellt werden, die Gesundheit gefördert und das Wohlbefinden gestärkt werden.

	Geschmack	Organ	Lebensmittel	Wirkung
Wasser	salzig	Blase, Niere	Hülsenfrüchte, Fisch, Oliven, Salz, Wasser	wasserbindend im Körper, aufweichend, führt Qi nach unten
Holz	sauer	Gallenblase, Leber	Huhn, Tomaten, Orangen, Essig	kühlend, zusammenziehend, stärkt die Substanzen, bewahrt die Säfte
Feuer	bitter	Dünndarm, Herz	Rucola, Schafskäse, Roggen, Rote Bete	austrocknend, reinigend, verdauungsfördernd, hilft bei Übergewicht, führt nach unten
Erde	süß	Magen, Milz	Rindfleisch, Kartoffeln, Möhren, Mais, Eier, Butter	sättigend, kräftigend, befeuchtend, entspannend, baut Qi auf
Metall	scharf	Dickdarm, Lunge	Zwiebeln, Senf, Knoblauch	trocknend, wärmend, lösend, energieverteilend, hebt Qi nach oben

Nach der Lehre der Traditionellen Chinesischen Medizin ist es essenziell, dass in einer Mahlzeit jedes der fünf Elemente sowie die thermischen Bereiche (heiß, warm, neutral, kühl, kalt) vorkommen. Die jeweiligen Lebensmittel in der Tabelle sind dabei nur beispielhaft, da die Auffassungen der unterschiedlichen Geschmäcker in der fernöstlichen Medizin sehr verschieden sind. Darüber hinaus richtet sich die Ernährungslehre der TCM nach den folgenden Grundregeln, die Ihnen den Einstieg in diese Ernährungsweise erleichtern könnten:

1. Essen Sie in Ruhe und im Sitzen. Essen Sie immer mit Genuss. Lassen Sie sich ausreichend Zeit und verzichten Sie auf Nebenbeschäftigungen.

2. Ernähren Sie sich gesund und setzen Sie dabei auf ökologische sowie hochwertige Lebensmittel. Reduzieren Sie den Konsum von Fleisch, Milch, Fisch, Rohkost, Kaffee und Alkohol.

3. Verzichten Sie auf chemische Inhaltsstoffe. Essen Sie, wenn möglich, frisch und regional.

4. Verzichten Sie auf keine Mahlzeit, halten Sie zwischendurch jedoch einen vierstündigen Abstand ein.

5. Das Frühstück sollte die größte Mahlzeit des Tages sein und zwischen 7 und 9 Uhr eingenommen werden.

6. Das Abendessen ist die kleinste Mahlzeit. Sie sollten sie nicht später als 19 Uhr zu sich nehmen.

7. Achten Sie darauf, immer genug Wasser und Tee zu trinken.

8. Essen Sie nur so lange, bis Sie satt sind, und kauen Sie gründlich.

WIRKSAMKEIT

Alternative Behandlungsmethoden liegen im Trend und immer mehr Menschen legen ihr Vertrauen in die Philosophien dieser Heilmethoden. Besonders die Traditionelle Chinesische Medizin erfreut sich großer Beliebtheit. Sie basiert auf den Lehren der jahrtausendealten Tradition des Taoismus. Ihr grundlegendes Verständnis der Konzepte Gesundheit und Krankheit unterscheidet sich von der westlichen Medizin. Denn sie betrachtet den Menschen vielmehr als Einheit und stellt seine gesamte Existenz in den Fokus, wohingegen sich die westliche Medizin auf die jeweiligen Symptome einer Krankheit konzentriert.

Grundlage für die traditionelle Chinesische Medizin ist die Polarität des Yin-Yang-Prinzips, da das gesamte Universum auf diesen Dualismus ausgerichtet ist. Wir Menschen sind das Abbild der Natur und ihrer Gegensätze. Genauso sind auch Yin und Yang bipolar. Sie ergänzen und bedingen sich und jeder einzelne Vorgang des Körpers sowie jedes einzelne Organ ist entweder Yin oder Yang zugeordnet.

Durch die dynamische Wechselwirkung von Yin und Yang wird die Lebensenergie Qi hervorgebracht, die durch die Meridiane fließt. Qi wohnt allen Lebewesen und Dingen inne und übt auf diese Einfluss aus. Sobald der Energiefluss innerhalb des Meridian-Systems gestört ist, werden wir krank. Doch die fünf Säulen der TCM können helfen, die Blockaden zu lösen und den Energiefluss wieder zu aktivieren.

Im Vergleich zur westlichen Medizin stehen bei der Traditionellen Chinesischen Medizin die Einheit des Körpers inklusive seiner Lebensfunktionen, der Prozesse sowie der energetischen Harmonie im Mittelpunkt. Obwohl die Wirksamkeit der TCM bislang nur in sehr wenigen Teilbereichen wissenschaftlich nachgewiesen worden ist, hat die fernöstliche Auffassung zu Gesundheit und Wohlbefinden ihre Daseinsberechtigung und immer mehr Menschen legen ihr Vertrauen in die östliche Medizin.

Da die TCM oberflächlich wirkt und Operationen keine ihrer Behandlungsmethoden sind, wird sie als sicher und nebenwirkungsarm tituliert. Heutzutage setzt sich die Erkenntnis durch, dass sich die westliche sowie die östliche Medizin durchaus sinnvoll ergänzen können. Bei schwerwiegenden Krankheiten sollte die Anwendung der TCM jedoch nicht zur Unterlassung einer klassischen Therapie führen. Denn ihre unwissenschaftlichen Grundlagen werden selbst in China als kritisch betrachtet. Die unterstützende Wirkung der östlichen Medizin kann jedoch auch bei gravierenden Krankheiten teilweise möglich und zusätzlich hilfreich sein, zum Beispiel bei der Linderung von Ängsten.

Das Prinzip der Organuhr

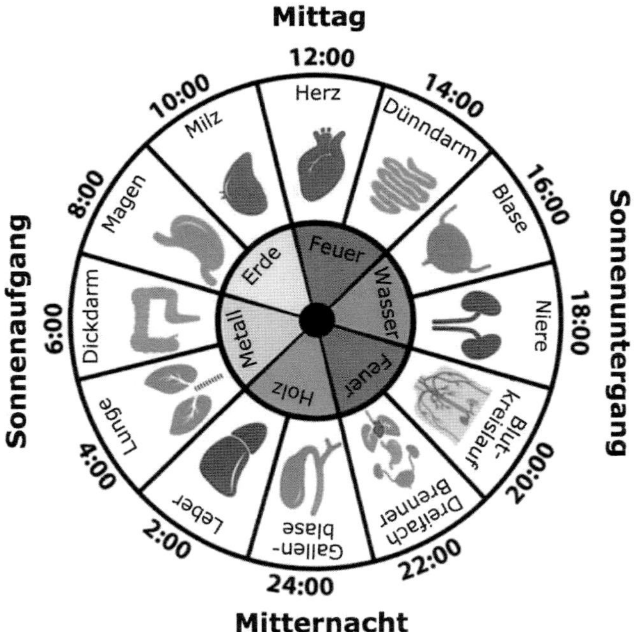

ÜBERBLICK

Das Prinzip der Organuhr beruht auf der Lehre der Traditionellen Chinesischen Medizin, die von der Kraft der zeitlichen Komponenten auf die Funktionen in unserem Körper weiß.

Demnach hat jedes Organ des menschlichen Körpers feste Zeiten, in denen es besonders aktiv arbeiten kann, und andere Zeiten, in denen es seinen energetischen Tiefstand erreicht. So haben alle menschlichen Organe sowie die Meridiane in unserem Körper ihre eigenen Arbeits- und Ruhezeiten, die tagtäglich gleich ablaufen. Innerhalb eines 24-Stunden-Zyklus fließt die Lebensenergie Qi zu bestimmten Uhrzeiten besonders gut durch jede Zelle. Währenddessen wird immer ein Organ über die Meridiane für etwa zwei Stunden außerordentlich gut mit dem Qi versorgt und erreicht seinen absoluten energetischen Höhepunkt, bevor es zwölf Stunden später seinen Tiefpunkt durchlebt. Daraus entsteht das Prinzip der Organuhr, bei dem jedes Organ innerhalb des 24-Stunden-Rhythmus eine Periode der maximalen sowie der minimalen Aktivität durchläuft.

Die Organuhr beschreibt also, in welcher Phase unsere jeweiligen Organe voller Energie sind und ihren Leistungshöhepunkt erreichen und wann sie ruhen und an ihrem Leistungstiefpunkt angelangt sind. Dabei folgt die Organuhr den Abläufen der Natur und stellt nicht nur den Tagesrhythmus und die zu den Organ-/Funktionsgruppen zugehörigen Meridiane dar, sondern auch die Beziehungen zu den Elementen sowie zur Jahreszeit.

Der Zyklus der Organuhr beginnt immer um drei Uhr morgens mit dem Leistungshöhepunkt der Lunge, auf die die energetischen Höhepunkte der anderen Organe jeweils in einem Abstand von zwei Stunden folgen. In ihrer Chronologie folgen sie dabei der Lehre der klassischen Akupunktur, denn nach der Lunge erreichen der Dickdarm, daraufhin der Magen, dann die Milz und anschließend das Herz jeweils den Höhepunkt, bevor Dünndarm, Blase, Niere, Perikard (Herzbeutel), Dreifach-Erwärmer, Gallenblase und schließlich die Leber von ein bis drei Uhr morgens folgen.

Genauso wie das Prinzip von Yin und Yang besitzt auch jeder einzelne Meridian einen achsensymmetrischen Partnermeridian. Sobald ein Meridian seinen Leistungshöhepunkt erreicht, befindet sich sein Partnermeridian, der mit ihm korrespondiert, auf seinem Leistungstiefpunkt.

Die Rolle der Partnermeridiane ist für die Organuhr von ganz wesentlicher Bedeutung, denn charakteristische Probleme und Beschwerden in einem Meridian können auf Störungen des korrespondierenden Partnermeridians hinweisen. Möchte man also die klassischen Beschwerden vom Harnblasenmeridian behandeln, sollte man auch den dazugehörigen Lungenmeridian betrachten und ebenfalls behandeln.

Die Organuhr kann vorrangig in der Diagnosefindung hilfreich sein. Das gilt insbesondere dann, wenn Betroffene zu immer denselben Uhrzeiten über die immer gleichen Beschwerden klagen. Dann schafft ein Blick auf die Organuhr Abhilfe, da sich so die Ursachen der Beschwerden stark einschränken lassen. Anhand der Verbesserung der Erkrankung zum Leistungshöhepunkt bzw. anhand der Verschlechterung zum Leistungstiefpunkt kann nun erkannt werden, welches Organ gestört wird.

Eine positive Folge der zeitlichen Eingrenzung ist sicherlich auch, dass eine eventuelle medikamentöse Behandlung wirksamer und zeitnah für das jeweilige betroffene Organsystem verabreicht werden kann.

Darüber hinaus spielen auch die fünf Elemente der TCM bei der Organuhr eine wichtige Rolle, da die menschlichen Organe jeweils einem dieser Elemente zugeordnet sind und sie untereinander in einem Wechselspiel der Harmonie stehen sollen. Die Organe Leber und Galle sind dem Element Holz zugeordnet. Das Herz und der Dünndarm gehören zum Element Feuer, die Milz sowie der Magen hängen mit dem Element Erde zusammen, die Lunge und der Dickdarm lassen sich dem Element Metall zuordnen und die Niere sowie die Harnblase sind mit dem Element Wasser verbunden.

RUHEZEITEN & AKTIVITÄTSZEITEN

Uhrzeit	Aktivitätsphase	Ruhephase (Partnermeridian)
3-5 Uhr	Lunge (Element: Metall)	Harnblase
5-7 Uhr	Dickdarm (Element: Metall)	Niere
7-9 Uhr	Magen (Element: Erde)	Perikard
9-11 Uhr	Milz (Element: Erde)	Dreifach-Erwärmer
11-13 Uhr	Herz (Element: Feuer)	Gallenblase
13-15 Uhr	Dünndarm (Element: Feuer)	Leber
15-17 Uhr	Harnblase (Element: Wasser)	Lunge
17-19 Uhr	Niere (Element: Wasser)	Dickdarm
19-21 Uhr	Perikard (Element: Feuer)	Magen
21-23 Uhr	Dreifach-Erwärmer (Element: Feuer)	Milz
23-1 Uhr	Gallenblase (Element: Holz)	Herz
1-3 Uhr	Leber (Element: Holz)	Dünndarm

JEDES ORGAN HAT SEINE ZEIT

Die im vorangegangenen Kapitel aufgeführte Tabelle spiegelt die jeweiligen Hoch- sowie Tiefphasen der inneren Organe im menschlichen Körper wider. So erreicht die Lunge ihre energetische Hochphase zwischen **3 und 5 Uhr morgens.** Sie reguliert die Atmung und verteilt die Flüssigkeiten im Körper, weshalb sie zu den reinigenden Organen zählt. Ihr eigener Prozess der Reinigung findet demzufolge im Schlaf statt. Sie können ihn fördern, indem Sie mit offenem Fenster schlafen oder vor dem Einschlafen kräftig durchlüften. Ein erholsamer Schlaf ist für ein starkes Immunsystem unabdingbar, denn die Lunge bildet darüber hinaus das Abwehr-Qi, das uns vor Erkrankungen schützt. Während sich die Lunge auf dem Leistungshöhepunkt befindet, durchläuft die Harnblase eine Ruhephase. Sobald diese ihre Aktivitätsphase erreicht, befindet sich die Lunge in einem Leistungstiefpunkt (**15 bis 17 Uhr**).

Zwei Stunden später beginnt die Hochphase des Dickdarms, wohingegen die Niere eine Ruhephase durchläuft. Sobald die Niere jedoch ihren Leistungshöhepunkt erreicht hat, befindet sich der Dickdarm am Leistungstiefpunkt (**17 bis 19 Uhr**). Laut Organuhr ist der Zeitraum zwischen **5 und 7 Uhr morgens** der perfekte Zeitpunkt für geistige Disziplinen, Reinigungs- sowie damit verbundene Ausscheidungsprozesse. Diese Abläufe können Sie aktiv unterstützen, indem Sie nach dem Aufstehen ein großes Glas mit lauwarmem Wasser trinken.

Zwischen **7 und 9 Uhr morgens** befindet sich dann der Magen in der Aktivitätsphase, welche gleichzeitig die Ruhephase für den Herzbeutel (Perikard) markiert. Nachdem der Körper einen Zyklus der Reinigung durchlaufen hat, benötigt er wichtige Nährstoffe, um wieder ausreichend Energie zu tanken. Am besten setzen Sie deshalb zwischen 7 und 9 Uhr morgens auf ein stärkendes TCM-Frühstück, um sich selbst wieder mit frischer Lebensenergie zu versorgen. Der Magen durchläuft seine Ruhephase im Zeitraum zwischen **19 und 22 Uhr**, wenn der Herzbeutel seinen Leistungshöhepunkt erreicht.

Anschließend setzt zwischen **9 und 11 Uhr vormittags** die Aktivitätsphase der Milz ein, währenddessen die Lebensenergie in geistige Höchstleistungen umgewandelt wird. Deshalb sollten Sie diesen Funktionskreislauf nutzen, um anspruchsvolle Denkarbeiten zu verrichten, denn sowohl Ihre Merk- als auch Ihre Konzentrationsfähigkeit sind in diesem Zeitrahmen am größten. Dazu kommt, dass außerdem Wundheilung und Widerstandskraft Ihren Höhepunkt erreichen. Während die Milz Ihren Leistungshöhepunkt erreicht, befindet sich der Dreifach-Erwärmer, dessen zuständiger Meridian für die Wärmeregulation verantwortlich ist, an seinem Leistungstiefpunkt.

Weitere zwei Stunden später beginnt zwischen **11 und 13 Uhr** die Hochphase des Herzens, wohingegen sich die Gallenblase in der Ruhephase befindet. Der Leistungshöhepunkt vom Herzen findet also über den Mittag hinweg statt. Nach der TCM ist die Emotion des Herzens die Freude, weshalb Sie Ihre Herzensenergie durch sehr positive und freudige Gespräche stärken können. Da sich Ihr Körper ab 12 Uhr bereits auf die Verdauung Ihres Mittagessens einstellt, sollten Sie sich dabei für eine ganzheitliche und leicht verdauliche Mahlzeit nach den Prinzipien der TCM entscheiden. Das Herz erreicht seine Ruhephase, sobald sich die Gallenblase zwischen **23 und 1 Uhr morgens** in der Aktivitätsphase befindet.

Daran anknüpfend findet zwischen **13 und 15 Uhr** die Hochphase des Dünndarms statt, währenddessen sich die Leber in der Ruhephase befindet. Während der Aktivitätsphase des Dünndarms wird die von Ihnen aufgenommene Nahrung bestmöglich verdaut. Diese Zeitperiode eignet sich vor allem für ältere Menschen und Kinder hervorragend, um einen ruhigen Spaziergang in der Natur zu unternehmen oder eine Mittagsruhe einzuhalten. Die Ruhephase des Dünndarms tritt ein, sobald sich die Leber zwischen **1 und 3 Uhr nachts** in ihrer Hochphase befindet.

Anschließend tritt von **15 bis 17 Uhr** der Leistungshöhepunkt der Harnblase ein, wobei sich die Lunge in ihrem Leistungstiefpunkt befindet. Ihnen steht nun für Tätigkeiten, die sowohl für Ihren Geist als auch für Ihren Körper anspruchsvoll sind, mehr Lebensenergie zur Verfügung. Die Ruhezeit der Harnblase beginnt, sobald sich die Lunge zwischen **3 und 5 Uhr morgens** in ihrem Hoch befindet.

Zwischen **17 und 19 Uhr** findet dann die Hochphase der überlebenswichtigen Nieren statt, während der Dickdarm in seiner Ruhephase angekommen ist. Die Nieren sind sowohl für die Entgiftung als auch für die Blutreinigung zuständig, weshalb Sie sich während dieser Zeit entspannen und in den Energiesparmodus kommen sollten. Nehmen Sie ein Entspannungsbad und essen Sie anschließend ein leichtes Abendessen. Eine schlaffördernde Mahlzeit wird Ihrem Körper helfen, sich auf einen gesunden Schlaf vorzubereiten.

Anschließend folgt zwischen **19 und 21 Uhr** die Aktivitätsphase des Herzbeutels bzw. des Perikards, wobei sich der Körper auf eine Ruheperiode und die bevorstehende Verdauung einstellt. Der Herzbeutel ist nach dem Wissen der TCM der Beschützer der Energie des Herzens, weshalb er auch als der Meister des Herzens bezeichnet wird. Um Gär- und Fäulnisprozesse in der Nacht zu vermeiden, sollte nach neunzehn Uhr nichts mehr gegessen werden. Während sich der Herzbeutel in seiner Aktivitätsphase befindet, findet die Ruhephase des Magens statt.

Hierauf folgt, zwischen **21 und 23 Uhr**, der Leistungshöhepunkt des Dreifach-Erwärmers, der kein einzelnes Organ beschreibt, sondern vielmehr die Region des Körpers rund um die Schamgegend, den Brustkorb sowie die Bauchhöhle umfasst. Der zum Dreifach-Erwärmer zugehörige Meridian ist für die Regulation der Wärme sowie für den freien Fluss der Lebensenergie Qi durch die anderen inneren Organe verantwortlich. Den Auffassungen der TCM zufolge sollten Sie Ihren Gefühlen und Gedanken während dieser Zeit freien Lauf lassen und versuchen, sich zu entspannen und in den Schlaf zu finden. Während sich Ihr Dreifach-Erwärmer auf seinem Hoch befindet, ruht Ihre Milz.

Schließlich erreicht auch die Gallenblase zwischen **23 und 1 Uhr morgens** ihren Leistungshöhepunkt, währenddessen sich das Herz in der Ruhephase befindet. Die Gallenblase speichert die Flüssigkeit der Galle, die, genauso wie die Nieren, für die Entgiftung des Körpers wichtig ist. Außerdem übernimmt die Gallenblase wichtige Aufgaben bei der Nährstoffverarbeitung. Da das Herz in diesem Zeitraum sein energetisches Tief erreicht, ist es der perfekte Zeitrahmen, um ins Bett zu gehen und in eine tiefe Regeneration hineinzugleiten.

In der Nacht zwischen **1 und 3 Uhr morgens** erreicht dann die Leber, die den Auffassungen der TCM nach für das Leben selbst steht, ihren Höhepunkt. Auch die Leber zählt zu den wichtigsten Entgiftungsorganen unseres Körpers, die, während wir uns im Tiefschlaf befinden, auf Hochtouren arbeiten, um giftige bzw. unbrauchbare Stoffe in unserem Körper abzubauen. Während sich die Leber auf ihrem Leistungshöhepunkt befindet, findet die Ruhephase des Dünndarms statt.

WIE GESUNDHEIT OPTIMIERT WERDEN KANN

Störungen innerhalb des 24-Stunden-Zyklus, in dem die Lebensenergie Qi zu bestimmten Uhrzeiten besonders gut durch jede Zelle fließt, führen zu einer Vielzahl unterschiedlicher Beschwerden. Dann hilft die chinesische Organuhr, zu erkennen, an welchen Stellen sich die Blockaden befinden und wie, insbesondere aber zu welchem Zeitpunkt, man diese am besten behandeln sollte. Treten zu einer bestimmten Uhrzeit körperliche Probleme auf – leidet man zum Beispiel unter Schmerzen oder kann nicht einschlafen –, lohnt sich ein genauer Blick auf die Organuhr, die das zu diesem Zeitpunkt zugeordnete Organ aufzeigt. Möglicherweise kann die Lebensenergie in dem Organ, welches der Organuhr zu jener Zeit zugeordnet ist, nicht mehr ungehindert fließen. Wenn die innere Organuhr nicht ohne Probleme abläuft oder aber einzelne Meridiane blockiert sind, sind körperliche Ausfälle oder Störungen nicht weit.

Plagen einen zum Beispiel **Schlafstörungen** und leidet man folglich unter **Schlaflosigkeit**, kann die Ursache dafür durch die Organuhr selbst erkannt werden. Dann treten während der Aktivitätsphase eines belasteten oder überforderten Organs vermehrt Probleme auf. Nach dem Wissen der Traditionellen Chinesischen Medizin ist das ein deutliches Zeichen für einen Energiestau eines Organs, wenn die Störungen beim Schlafen immer zum selben Zeitpunkt bzw. während des gleichen Zeitrahmens auftreten. Betroffene können mit der Organuhr dann den Auslöser für ihre Beschwerden ableiten. Treten die Schlafstörungen zum Beispiel zwischen 21 und 23 Uhr auf, könnte womöglich der Dreifach-Erwärmer betroffen sein, der in diesem Zeitraum seine Aktivitätsphase durchläuft. Nach dem Wissen der TCM wird der Meridian des Dreifach-Erwärmers auch Energiebahn des Ursprungs-Qi genannt, der auf das autonome Nervensystem regulierend einwirken soll. Sobald er gestört ist, treten Beschwerden im Wärmehaushalt, im Unterleib, im Bauch sowie im hormonellen System auf. Handelt es sich bei der Schlaflosigkeit jedoch um ein Problem, das zwischen 23 und 1 Uhr nachts auftritt, kann das auf einen gestörten Fluss des Gallenblasenmeridians hinweisen. Eine weitere mögliche Ursache für die Schlaflosigkeit wäre die Aktivitätsphase des Leber-Meridians zwischen 1 und 3 Uhr morgens. Wer zum Beispiel durch fettiges Essen, vermehrten Alkoholkonsum oder Giftstoffe unter einer stark belasteten Leber leidet, könnte in diesem Zeitraum eventuell wach liegen und mit Einschlafproblemen zu kämpfen haben. Denn nach dem Wissen der TCM entsteht auch dadurch ein Stau der Energie, der sich in Schmerzen, unruhigen Träumen und letztendlich in Schlaflosigkeit äußern kann.

Die Organuhr lässt sich hervorragend in den Alltag integrieren, sodass der Körper von den Aktivitätsphasen der einzelnen Organe profitieren kann. Dabei sollten Sie sich an den fünf Säulen der TCM orientieren, sodass Sie mit entsprechenden Veränderungen in der Art und Weise, wie Sie Ihr Leben leben, Ihre Gesundheit erfolgreich optimieren können. Neben der Stimulierung von Organen und Meridianen durch Akupunktur- und Akupressurbehandlungen und bestimmten Heilkräutern sind auch gezielte Übungen und Methoden wie Qigong oder Tuina-Massage helfende Hände, an denen Sie sich orientieren können. Zudem kann auch die Einnahme von westlichen oder fernöstlichen Medikamenten entsprechend den Auffassungen der Organuhr erfolgen. Die Übungen zur Optimierung der Gesundheit sollten immer in Abstimmung mit der Organuhr zu den jeweiligen Leistungshöhepunkten sowie Leistungstiefpunkten der Meridiane durchgeführt werden. Die Aktivitätsphasen der Lunge-, Leber- und Gallenblasenmeridiane sind dabei jedoch ausgenommen, da sich diese während der Schlafphase befinden.

Daneben ist die Ernährung nach der TCM hilfreich, um die eigene Gesundheit durch die Organuhr zu optimieren. Da Darm und Magen am Morgen am besten verdauen können, sollten Sie mit einem reichhaltigen Frühstück zwischen 7 und 9 Uhr morgens in den Tag starten. Im Magen befindet sich nun sehr viel Qi, das Sie für sich selbst nutzen können, um Ihren Tag zu strukturieren und zu planen. Sollten Sie zwischen 7 und 9 Uhr morgens jedoch keinen Bissen herunterbekommen, deutet das darauf hin, dass Sie ein schwaches Magen-Qi besitzen. Um Ihren Magen und somit auch Ihre Verdauung wieder zu beruhigen, können Kräutertees oder Rooibos, die Sie über den Tag verteilt trinken, helfen. Ebenso hilfreich ist eine kleine Runde Sport am Morgen. Zu Mittag hilft ein Teller Suppe, um dem aufkommenden Leistungstief entgegenzuwirken, denn der Blutdruck von empfindlichen Menschen sinkt zu dieser Zeit gerne mal ab. Ein leichtes Mittagessen hilft nun, die Blutversorgung durchs Herz zu unterstützen. Zwischen 17 und 19 Uhr arbeiten die Nieren dann auf Hochtouren, weshalb es nach der TCM der ideale Zeitpunkt ist, um die letzte Mahlzeit des Tages aufzunehmen. Sollten Sie bemerken, wie Ihnen während dieses Zeitrahmens immer wieder kalt ist, kann das ein Hinweis auf ein schwaches Nieren-Qi sein, dem Sie durch Fußmassagen oder warme Fußbäder neue Energie verleihen können. Sind Sie abends außerdem nur noch genervt und ständig müde, kann das ein Anhaltspunkt dafür sein, dass Sie einen schwachen Kreislauf haben. Dann können nicht nur regelmäßige Bewegungseinheiten, sondern auch Akupressurmassagen helfen. Unser Körper zeigt uns von ganz alleine, wenn etwas und wo etwas nicht stimmt. Alles, was wir dafür tun müssen, ist, auf unsere innere Uhr zu hören und die Organuhr der Traditionellen Chinesischen Medizin zu betrachten, um sowohl unseren Körper als auch unsere Seele wieder in Einklang zu bringen.

Krankheiten & Beschwerden gezielt auflösen

BESCHWERDEN IM ÜBERBLICK

Dickdarm (5-7 Uhr)

Situationsbeschreibung:

Der Dickdarm erreicht zwischen 5 und 7 Uhr morgens seine Hochphase. Nach und nach schüttet der Körper Cortisol aus, wodurch wir langsam wach werden. Der Dickdarm gehört zum unteren Teil des Verdauungstraktes, weshalb er rund um die Uhr sowohl für den Transport als auch für die Ausscheidung von nicht verdaulichen Nahrungsreststoffen verantwortlich ist. Da er sich selbst reinigt, fällt unserem Körper die Entleerung des Darms in den frühen Morgenstunden besonders leicht. Sollten Sie also direkt nach dem Aufstehen Stuhlgang haben, ist das ein gutes Zeichen. Wenn der Dickdarm jene Aufgaben jedoch nur unzureichend erfüllt, bleiben giftige Stoffe und Substanzen im Organismus zurück und können chronische Krankheiten zur Folge haben.

Der Dickdarm hilft, auf physischer Ebene all das loszulassen, was wir nicht mehr benötigen, wohingegen er uns auf emotioneller Ebene dabei unterstützt, die Beziehungen zu anderen Menschen aufzulösen. Denn ein ausgeglichener Dickdarmmeridian hilft uns bei schmerzhaften Trennungen, über die Erlebnisse der Vergangenheit besser hinwegzukommen.

Auf der anderen Seite kann es, aufgrund eines blockierten Dickdarms, zur starken Reduktion der Gedächtnisleistung kommen und toxische Belastungen des Körpers können Migräne verursachen. Außerdem gehen Verstopfungen häufig mit dem Festhalten von Ängsten, festgefahrenen Denkmustern und negativen Gedanken einher. Weiterhin sind Blähungen und Durchfall typische Beschwerden eines aus dem Gleichgewicht geratenen Dickdarmmeridians.

Typische Beschwerden:

Probleme	Auslöser & Ursachen
• Allergien	• Blockade des Dreifach-Erwärmers
• Blähungen	• Disharmonien des Dickdarmmeridians
• Durchfall	• Probleme und Beschwerden im Nierenmeridian
• Kopfschmerzen	• ungesunde Ernährungsweise
• Krämpfe	• vermehrte Aufnahme blähender Lebensmittel
• Migräne	• zu wenig Bewegung
• Probleme mit der Lendenwirbelsäule	
• Verstopfungen	

Was hilft?

Sie können die Reinigungs- und die damit verbundenen Ausscheidungsprozesse des Dickdarms unterstützen, indem Sie jeden Tag ruhig und entspannt beginnen und nach dem Aufstehen ein großes Glas mit lauwarmem Wasser trinken.

Ein weiteres sehr einfaches Hausmittel zur gesunden Erhaltung sowie zur Vorsorge des Darms ist warmes Ingwerwasser. Legen Sie dafür einfach zwei oder drei frische Ingwerscheiben in etwa 500 ml heißes Wasser und lassen Sie dieses abkühlen. Anschließend können Sie über den Tag verteilt immer wieder einige Schlucke davon trinken. Daran anknüpfend ist grundsätzlich eine gesunde und ausgewogene Ernährungsweise hilfreich, um die Beschwerden im Dickdarm zu lösen.

Dreifach-Erwärmer (21-23 Uhr)

Situationsbeschreibung:

Der Dreifach-Erwärmer beschreibt die Region um den Brustkorb, die Bauchhöhle sowie die Schamgegend. Aus der Perspektive der Schulmedizin lässt er sich mit dem Begriff des Stoffwechsels am passendsten umschreiben. Die Aktivitätsphase des Dreifach-Erwärmers findet zwischen 21 und 23 Uhr statt.

Anatomisch betrachtet lässt sich sein Meridian jedoch keinem Organ zuordnen. Der Meridian des Dreifach-Erwärmers lässt sich auch als Meridian der Hoffnung bezeichnen, weil er Energie ansammelt und zu gleichen Teilen im Körper verteilt. Solange seine Energie ungestört fließt, bringt sie uns inneres Gleichgewicht, Güte, Erfüllung, Freude und Großmut.

In der Traditionellen Chinesischen Medizin ist der Dreifach-Erwärmer für die Regulation des Nervensystems verantwortlich und wirkt sich darüber hinaus auch auf alle Organe aus. Dadurch sollen sowohl das Immunsystem als auch der Flüssigkeitshaushalt sowie die Temperaturempfindung entscheidend reguliert werden. Deshalb bereitet sich der menschliche Körper während der Aktivitätszeit des Dreifach-Erwärmers auch auf die Nachtruhe vor.

Typische Beschwerden:

Probleme	Auslöser & Ursachen
• Beschwerden mit der Verdauung • Einschlafschwierigkeiten • niedriger Blutdruck • Temperaturempfindlichkeit	• Disharmonien des Dreifach-Erwärmer-Meridians • Störungen und Blockaden in den Meridianen der Lunge, der Leber, der Nieren, des Herzens, des Magens, der Blase, der Milz oder des Dünn- oder Dickdarms, da der Dreifach-Erwärmer kein Organ, sondern vielmehr ein Energiekreislauf ist • Stress • zu spätes und schweres Essen

Was hilft?

Um einen harmonischen Übergang in die Nachtruhe zu gewährleisten, sollten Sie nach 19 Uhr keine Mahlzeit mehr zu sich nehmen. Stattdessen ist es ratsam, den Tag mit einem Wasser oder einem Kräutertee ausklingen zu lassen. Währenddessen können Sie ein schönes Buch lesen, eine Unterhaltung führen oder in eine tiefe Meditation versinken.

Dünndarm (13-15 Uhr)

Situationsbeschreibung:

Während der Aktivitätszeit des Dünndarms, die zwischen 13 und 15 Uhr stattfindet, benötigt der Körper zur Verdauung des Mittagessens viel Energie. Das sogenannte Mittagstief stellt sich ein, Hormonspiegel und Blutdruck sind niedrig. Der Dünndarm ist der Hauptsitz der Aufnahme von einzelnen Nahrungsbestandteilen sowie deren Verdauung. Er trennt Reines von Unreinem und übernimmt dieselben Aufgaben auch auf gedanklicher Ebene. Der Dünndarm resorbiert am Tag etwa neun Liter Flüssigkeit und trennt die Nahrung, die vom Magen transportiert wird. Somit unterscheidet er Brauchbares von all dem, was von uns nicht verarbeitet werden kann. Doch der Dünndarm sortiert nicht nur unsere Nahrung und unsere geistigen Eindrücke, sondern analysiert auch jede unserer Sinneswahrnehmungen.

Typische Beschwerden:

Probleme	Auslöser & Ursachen
• Angstzustände • Blähungen • Durchfall • Erschöpfungszustände • Ruhelosigkeit • Verstopfungen	• Blockade des Dreifach-Erwärmers • Disharmonien des Dünndarmmeridians, des Gallenblasenmeridians, des Magenmeridians, im Lebermeridian • zu geringe Flüssigkeitszufuhr • zu wenig Ruhe, zu viele körperlich anspruchsvolle Tätigkeiten, wichtige Termine in diesem Zeitraum entziehen dem Dünndarm die Energie, die dieser für die Verdauung benötigt

Was hilft?

Insofern es Ihnen möglich ist, sollten Sie während der Aktivitätszeit des Dünndarms einen Mittagsschlaf einlegen und für eine kurze Zeit einen Spaziergang an der frischen Luft unternehmen. Achten Sie darauf, sich nicht allzu sehr zu verausgaben, denn nach der TCM sollten Sie körperliche Anstrengungen während dieses Zeitraumes vermeiden.

Gallenblase (23-1 Uhr)

Situationsbeschreibung:

Zwischen 23 und 1 Uhr nachts findet die Aktivitätsphase der Gallenblase statt, währenddessen sich das Herz in seinem energetischen Tief befindet. Aus diesem Grund sind sowohl die Herzfrequenz als auch die Körpertemperatur sowie der Blutdruck niedrig. Der Stoffwechsel ist träge und der Körper kann in einen Zustand der Entspannung sinken. Nach dem Wissen der Traditionellen Chinesischen Medizin ist der Meridian der Gallenblase gemeinsam mit seinem Partnermeridian für die Entgiftung von Geist und Körper verantwortlich.

Außerdem wird er mit der Fähigkeit, schnelle und deutliche Entscheidungen zu treffen, in Verbindung gebracht, weshalb mit dem Gallenblasenmeridian die Entschlusskraft sowie der Wille, Risiken einzugehen, verknüpft sind. Des Weiteren steuert der Gallenblasenmeridian unseren Mut sowie unsere Kreativität und ist für unsere Individualität und unsere persönliche Entfaltung entscheidend.

Das Gallen-Qi arbeitet während der Aktivitätsphase auf Hochtouren, wodurch Gallenflüssigkeit gebildet wird, die der Körper für die Fettverdauung im Darm am nächsten Tag benötigt, nachdem die Nahrung durch den Magen transportiert wurde. Haben Sie jedoch zu spät zu Abend gegessen, könnten Sie von Schlafstörungen geplagt sein, da sich Ihre Verdauung bereits heruntergefahren hat. Das Fett Ihres Abendessens regt nun aber Ihre Galle an, wodurch Sie hellwach liegen und nicht in den Schlaf finden können.

Auf physischer Ebene reguliert der Gallenblasenmeridian die Stärke sowie die Geschmeidigkeit von Sehnen und Bändern. Wird er optimal stimuliert, kann er uns dabei helfen, das Leben mit Liebe, Erstaunen und Toleranz zu bestreiten.

Typische Beschwerden:

Probleme	Auslöser & Ursachen
• Durchfall	• Alkohol
• Gallensteine	• Blockade des Dreifach-Erwärmers
• Hexenschuss	• Disharmonien des Gallenblasenmeridians
• Schlafstörungen	• Disharmonien des Lebermeridians
• Tinnitus	• Probleme und Beschwerden im Herzmeridian
• Trigeminusneuralgie (chronische Schmerzerkrankung)	• zu schweres und zu spätes Abendessen

Was hilft?

Idealerweise befinden Sie sich während dieser Zeit bereits im Reich der Träume oder sind gerade dabei, in eine tiefe Regeneration hineinzugleiten. Falls dies jedoch nicht der Fall ist, sollten Sie zu dieser Zeit in jedem Fall Essen, Nikotin und Alkohol vermeiden. Außerdem kann eine Wärmflasche, die Sie unterhalb Ihres rechten Rippenbogens platzieren, helfen, Ihren Gallenmeridian zu stärken. Tagsüber können Sie Ihre Gallenblase stärken, indem Sie viel grünes Gemüse und gesunde Fette essen.

Harnblase (15-17 Uhr)

Situationsbeschreibung:

Die Harnblase erreicht ihre Aktivitätsphase am Nachmittag zwischen 15 und 17 Uhr. Dabei kommt es zu einer verstärkten Ausscheidung des Urins, die dadurch begünstigt wird, dass nicht nur der Meridian der Harnblase vermehrt von der Lebensenergie Qi durchströmt wird, sondern auch sein Partnermeridian der Niere. Aufgrund der verstärkten Urinausscheidung säubert sich der Körper von all den vorhandenen Abfallstoffen. Dabei stimuliert der Harnblasenmeridian die Funktion der Nieren und reguliert somit die Ausscheidung des Urins, der von den Nieren produziert wird.

Körperliche und seelische Spannungszustände sind auf dem Harnblasenmeridian nachweisbar, denn er beeinflusst unsere Willenskraft, reagiert auf emotionalen Druck empfindlich und ist bei der Umsetzung von eindeutigen Plänen unser Unterstützer.

Je kraftvoller die Energie des Harnblasenmeridians ist, umso größer ist auch unser eigenes Vermögen, unser Leben so zu leben, wie wir es uns wünschen.

Typische Beschwerden:

Probleme	Auslöser & Ursachen
• Abgeschlagenheit • Halswirbelsäulen- sowie Nackenprobleme • Harnwegsinfektionen • Rückenschmerzen	• Blockade des Dreifach-Erwärmers • Disharmonien des Harnblasenmeridians • Probleme und Beschwerden im Lungenmeridian • zu geringe Flüssigkeitszufuhr • zu wenig Bewegung

Was hilft?

Die Traditionelle Chinesische Medizin bringt den Harnblasenmeridian mit Leistungsbereitschaft und entschiedenem Handeln in Verbindung. Aus diesem Grund eignet sich die Aktivitätsphase der Harnblase hervorragend, um sowohl geistige als auch körperliche Aufgaben, die anspruchsvoll sind, zu erledigen. Damit ist es der perfekte Zeitrahmen, Sport auszuüben oder unerledigte Aufgaben fertigzustellen. Eine ausreichende Wasserzufuhr kann Sie währenddessen unterstützen. Auch ungesüßter Tee eignet sich bestens.

Herz (11-13 Uhr)

Situationsbeschreibung:

Die Aktivitätsphase des Herzens findet zwischen 11 und 13 Uhr statt. Der Herzmeridian ist nicht nur für die Regulation des emotionalen Gleichgewichts verantwortlich, sondern auch für das Kreislaufsystem zuständig, da es pausenlos schlägt und das Blut durch den Körper pumpt. Damit kommt dem Herzen eine zentrale Rolle zu und es gilt als Wurzel allen Lebens.

Gegen 12 Uhr mittags stellt sich der Körper langsam auf die Verdauung des Mittagessens ein, sodass die Zeit der absoluten Leistungsbereitschaft verstrichen ist. Das Herz ist nun anfällig, weshalb Stress und körperliche Belastungen in dieser Zeit vermieden werden sollten. Aus diesem Grund sollten Sie bereits vor zwölf Uhr anspruchsvolle Tätigkeiten erledigen, damit Sie nach zwölf Uhr die notwendige Energie für die zweite Tageshälfte tanken können. Halten Sie sich von Stress und Überanstrengungen fern und genießen Sie stattdessen Zeit mit Freunden, in der Sie gemeinsam lachen und eine ganzheitliche und leicht verdauliche Mahlzeit zu sich nehmen können.

Aus der Perspektive der chinesischen Philosophie ist das Herz der oberste Meister aller Funktionskreise. Ohne die Impulse des Herzens würde der Mensch auseinanderfallen, da seine innere Steuerung keine feste Struktur mehr besäße.

In alten chinesischen Schriften heißt es, dass das Herz den Geist regiert. Stehen das Qi und die Herzenergie also in einem harmonischen Fluss, kann der Geist genährt werden, sodass wir Menschen auf unser Umfeld optimal reagieren können. Außerdem entstammt eine gesunde Ausstrahlung einem harmonischen Fluss der Herzenergie.

Typische Beschwerden:

Probleme	Auslöser & Ursachen
• Emotionslosigkeit • innere Unzufriedenheit • Lustlosigkeit • Ruhelosigkeit • Schlafstörungen • vermehrtes Schwitzen	• Blockade des Dreifach-Erwärmers • Disharmonien des Herzmeridians • Probleme und Beschwerden im Gallenblasenmeridian • verstärkte Säureproduktion durch den Magen führt zur Senkung der allgemeinen Konzentrationsfähigkeit

Was hilft?

Nach den Auffassungen der Traditionellen Chinesischen Medizin braucht es für einen ungestörten Fluss des Herz-Qi vor allem gute Gespräche und Geselligkeit, was sich bestens mit einem gemeinsamen Mittagessen vereinbaren lässt. Darüber hinaus haben Bitterstoffe eine stärkende sowie anregende Wirkung auf Ihr Herz, weshalb Sie kleine Mengen von Ihnen zu sich nehmen sollten. Bitterstoffe finden sich zum Beispiel in verschiedenen Salatarten – wie Rucola, Radicchio oder Endivie – wieder. Des Weiteren unterstützen frische Kräuter wie Kurkuma, Rosmarin, Thymian oder Oregano Ihr Herz.

Herzbeutel (19-21 Uhr)

Situationsbeschreibung:

Zwischen 19 und 21 Uhr tritt die Aktivitätsphase des Herzbeutels ein, der in der Traditionellen Chinesischen Medizin als der Beschützer der Energie des Herzens gilt. Nur, wenn der Meridian des Herzbeutels in einem harmonischen Fluss des Qi steht, können Körper und Seele im Einklang stehen.

Das Herz wird vom Herzbeutel vor negativen Einflüssen geschützt. Außerdem steuert das Perikard den Kreislauf sowie die Libido und unser sexuelles Interesse. Aus diesen Gründen wurde der Perikardmeridian bereits von den alten Chinesen als Meister des Herzens bezeichnet, da er das Gleichgewicht zwischen den unterschiedlichen Emotionen aufrechterhält und auf das Charisma eines Menschen großen Einfluss hat. Deshalb können Störungen im Herz-Kreislauf-Meridian auch zu Depressionen führen.

Damit auf den Energiefluss keine negativen Einflüsse ausgeübt werden, sollten Sie das Abendessen bereits vor 19 Uhr zu sich genommen haben. Machen Sie sich nun ein paar gemütliche Stunden zu Hause oder verbringen Sie die Zeit mit guten Freunden.

Typische Beschwerden:

Probleme	Auslöser & Ursachen
• Bluthochdruck • Depressionen • Fieber • Herzrasen • Magenbeschwerden • Panikanfälle • Schwindel • Störungen der Verdauung	• Blockade des Dreifach-Erwärmers • Disharmonien des Herzbeutelmeridians • Probleme und Beschwerden im Magenmeridian • zu wenig Zeit für die eigene Seele • zu wenig Zeit für sich selbst • zu wenig Zeit zum Entspannen und zum Herunterkommen

Was hilft?

Der Herzbeutel ist nach dem Wissen der Traditionellen Chinesischen Medizin weniger für den Körper als für die Seele verantwortlich. Aus diesem Grund können seine Beschwerden durch viel "Me-Time", Meditation, Yoga, Entspannungsmomente und Zeit für die eigene Seele gelindert werden. Nutzen Sie jede Möglichkeit, um Ihren Körper und Ihre Seele in Einklang zu bringen und ein inneres Gleichgewicht herzustellen. Dabei ist alles erlaubt, was Ihnen guttut – Musik, lesen, Zeit mit Freunden verbringen, Filme schauen, Tee trinken, Meditation, malen etc.

Leber (1-3 Uhr)

Situationsbeschreibung:

Die Leber erreicht zwischen 1 und 3 Uhr morgens ihre Aktivitätsphase. Die allgemeine Leistungsfähigkeit und die Konzentration befinden sich nun auf einem Tiefpunkt, da alle Körperfunktionen heruntergefahren werden. Das Temperaturempfinden ist verstärkt und die Haut für Schmerzen empfindlicher, da die Haut während dieser Periode regeneriert wird. Die Leber nutzt diese Zeit, um sowohl auf körperlicher als auch auf geistiger Ebene zu entgiften. Menschen, die aufgrund einer schwachen Leber an Migräne leiden, wachen zu dieser Zeit häufig aus dem Schlaf auf.

Durch die Leber wird der aktive Bewegungsapparat – der Muskeln, Gelenke, Sehnen und Bänder umfasst – mit Blut versorgt. Dabei verteilt die Leber nicht nur das Blut im Körper, sondern auch das Qi, weshalb sie für den Verdauungsapparat eine zentrale Bedeutung hat. Das Blut nimmt die Nährstoffe von den Organen, die für die Verdauung zuständig sind, auf und gelangt dann als Erstes zur Leber, welche dieses entgiftet.

Darüber hinaus produziert die Leber die Gallenflüssigkeit, sorgt für die Ausscheidung von Giften, stellt Enzyme her, baut Fette und Eiweiß ab, speichert Glykogen, sorgt für dessen Umwandlung in Glukose und hält den Blutzuckerspiegel aufrecht.

Den Prinzipien der TCM zufolge symbolisiert die Leber das Leben selbst und gilt als Haus der Seele. Demnach sind Eigenschaften wie Tatendrang, Harmonie, Lösung und Entschlossenheit stark von einem ungestörten Energiefluss innerhalb des Lebermeridians abhängig.

Typische Beschwerden:

Probleme	Auslöser & Ursachen
• Augenprobleme • Hautbeschwerden • Migräne • Schlafstörungen • Schwindel	• allgemeiner ungesunder Lebensstil • Blockade des Dreifach-Erwärmers • Disharmonien des Lebermeridians • Probleme und Beschwerden im Dünndarmmeridian • zu hoher Alkohol- oder Nikotinkonsum • zu spätes oder zu schweres Essen

Was hilft?

Sie sollten während der Aktivitätsphase der Leber einen möglichst ungestörten Schlaf haben, um typische Beschwerden, die mit dem Lebermeridian in Verbindung stehen, zu vermeiden. Menschen, die aufgrund von Leberproblemen meistens in dieser Zeit aufwachen, sollten Ihren Alkohol- und/oder Nikotinkonsum reduzieren und zu spätes oder zu schweres Essen meiden. Grundsätzlich ist es ratsam, den eigenen Lebensstil zu überdenken und jeden Tag daran zu arbeiten, ein gesundes Leben zu führen. Daran anknüpfend sollten Sie sich, nicht nur der Gesundheit Ihrer Leber zuliebe, regelmäßig bewegen. Zudem stärkt, laut dem Wissen der TCM, Brennnesseltee die Lebensenergie der Leber.

Lunge (3-5 Uhr)

Situationsbeschreibung:

Die Lunge erreicht zwischen 3 und 5 Uhr nachts ihre Aktivitätsphase. Zwischen 4 und 5 Uhr morgens steigt dann der Blutdruck langsam an. Menschen, die an Herzinsuffizienz leiden, wachen häufig in diesem Zeitraum auf, da sie aufgrund ihres Lungenödems nur schlecht Luft bekommen können. Dann sind Asthmaanfälle häufig die Folge.

Sowohl die Lunge als auch ihr Partnermeridian (Dickdarm) sind reinigende Organe. Zudem ist die Lunge für die Regulation der Atmung sowie der Blutgefäße und der Leitbahnen zuständig und verteilt die Flüssigkeiten im Körper. Da über die Atmung Feuchtigkeit aus der Umgebung aufgenommen wird, reguliert der Lungenmeridian außerdem alle Wasserwege, wodurch er auf die Nase, die Nägel und die Haare einwirkt.

Der Lungenmeridian steuert ferner die natürlichen Rhythmen des Körpers und ist der Wächter der Berührungen. Deshalb wird das größte Organ des Menschen, die Haut, dem Funktionskreis der Lunge zugeordnet. Unsere Haut ist nicht nur der entscheidende Faktor für die Nähe zu anderen, sondern stellt auch die Außengrenze unseres Körpers dar. Aus diesem Grund können sich Ängste häufig in visuellen Hautproblemen äußern.

Typische Beschwerden:

Probleme	Auslöser & Ursachen
• Allergien • Asthma • erhöhte Anfälligkeit für Infekte • Hautprobleme • negative Gefühle & Emotionen • verstärktes Schwitzen	• Blockade des Dreifach-Erwärmers • Disharmonien des Lungenmeridians • Herzinsuffizienz/Lungenödem • Probleme und Beschwerden im Harnblasenmeridian • zu geringe Flüssigkeitszufuhr

Was hilft?

Der Reinigungsprozess der Lunge findet während des Schlafens statt. Sie können ihn unterstützen, indem Sie mit offenem Fenster schlafen oder Ihr Schlafzimmer vor dem Schlafen ordentlich durchlüften. Des Weiteren bildet die Lunge das Abwehr-Qi heraus, das Sie vor Krankheiten schützt, weshalb ein erholsamer Schlaf für ein starkes Immunsystem unabdingbar ist. Allergien sowie Asthma sollten unbedingt durch einen ärztlichen Besuch geklärt werden, jedoch können verschiedene Kräuterkissen mit Ingwer- und Süßholzwurzel, Eibischwurzel, Salbei, Lungenkraut oder isländischem Moos Ihre Bronchien sanft beruhigen und erste Abhilfe schaffen.

Magen (7-9 Uhr)

Situationsbeschreibung:

Zwischen 7 und 9 Uhr am Morgen findet die Aktivitätsphase des Magens statt, der – nach dem im Vorfeld stattgefundenen Reinigungszyklus – nun ausreichend Nährstoffe benötigt, um wieder neue Energie zu tanken. Die Verdauung läuft jetzt auf Hochtouren, weshalb die Diätetik der Traditionellen Chinesischen Medizin dazu rät, morgens zwischen 7 und 9 Uhr die größte Mahlzeit des Tages aufzunehmen, damit der Körper mit frischer Lebensenergie versorgt ist.

Nach der Aufnahme sowie der Verarbeitung der Nahrung wird diese in den Verdauungstrakt transportiert, wobei die Kraft und die Dynamik des Magens von entscheidender Bedeutung sind. Ist der Magen nämlich unausgeglichen, ist er nicht mehr in der Lage, die Nahrung optimal aufzubereiten und weiterzuleiten. Völlegefühl, Sodbrennen, Aufstoßen oder sogar Erbrechen können die Folge sein. Doch nicht nur physische Nahrung kann Konsequenzen mit sich ziehen, sondern auch die Aufnahme der geistigen Nahrung kann Folgen mit sich bringen. So ist der Magen zum Beispiel eng mit der Befriedigung unserer eigenen Bedürfnisse verbunden. Denn bekommen wir das, was wir uns ersehnen, gehen damit Sicherheit, Zufriedenheit, Stabilität und Ruhe einher. Und das Annehmen von Emotionen sowie Informationen steht in einem direkten Zusammenhang mit einem gesunden Appetit.

Typische Beschwerden:

Probleme	Auslöser & Ursachen
• Appetitlosigkeit • Beschwerden mit der Verdauung • Blähungen • Entzündungen der Magenschleimhaut • Mundgeruch • psychische Probleme • Sodbrennen • Völlegefühl	• Blockade des Dreifach-Erwärmers • Blockaden des Herzbeutel-Qi, das für die Seele zuständig ist • Disharmonien des Lebermeridians • Disharmonien des Magenmeridians • Essen wird nicht oft genug gekaut • geschwächtes Selbstbewusstsein • kein bewusstes Wahrnehmen und Aufnehmen der Mahlzeiten • Probleme und Beschwerden im Herzbeutelmeridian • zu viele Snacks zwischendurch • zu viele tägliche Mahlzeiten • zu schnelles Essen

Was hilft?

Nach dem Prinzip der TCM sollte das Frühstück die größte und reichhaltigste Mahlzeit des Tages sein, der Sie Ihre vollkommene Aufmerksamkeit widmen. Belasten Sie sich währenddessen nicht mit negativen Gedanken und legen Sie Zweifel und Grübeln ab. Langsames und bewusstes Kauen können außerdem Verdauungsbeschwerden entgegenwirken. Verzichten Sie auf kleine Snacks zwischendurch und arbeiten Sie an Ihrem Selbstbewusstsein.

Milz (9-11 Uhr)

Situationsbeschreibung:

Die Milz erreicht zwischen 9 und 11 Uhr am Vormittag ihre Aktivitätsphase. Ihr Körper befindet sich in seinem Höhepunkt und die Lebensenergie Qi wird in geistige Höchstleistungen umgewandelt. Der Milzmeridian reguliert das Gleichgewicht der Körperflüssigkeiten und ist sowohl für den Transport als auch für die Umwandlung der Nahrung von großer Bedeutung. Außerdem überwacht er das Blut samt dem Blutkreislauf und seine Abwehrfunktion ist enorm.

Der Milzmeridian entzieht der aufgenommenen Nahrung die Lebensenergie und verteilt diese in der Folge an die restlichen Funktionskreise. Damit dieser Prozess optimal ablaufen kann, koordiniert der Milzmeridian diese, wodurch er für eine harmonische Gemeinschaft sorgt. Aus diesem Grund ist er auf emotionaler Ebene für unser Vermögen, uns in eine Gruppe einzugliedern, zuständig.

Aufgrund der Milzleistung sowie einer verstärkten Ausschüttung von Adrenalin durchleben Ihre Widerstandskraft, Ihre Denkfähigkeit sowie Ihre Wundheilung ihr Tagesmaximum. Es ist der ideale Zeitpunkt, um sich anspruchsvollen Denkarbeiten zuzuwenden, aber auch medizinische Eingriffe sollten innerhalb dieses Zeitrahmens durchgeführt werden.

Typische Beschwerden:

Probleme	Auslöser & Ursachen
• Appetitlosigkeit	• Blockade des Dreifach-Erwärmers
• aber auch übertriebener Appetit	• Blockade des Milz-Qi
• Müdigkeit	• Disharmonien des Milzmeridians
• Probleme mit der Verdauung	• gesenkte Schmerzempfindlichkeit bzw. Widerstandsfähigkeit
• Rastlosigkeit	• Störung der Hormonproduktion
• Schlafstörungen	
• Wassereinlagerungen in den Beinen	

Was hilft?

Um den bestmöglichen Nutzen aus Ihrem Körper zu ziehen, sollten Sie während der Aktivitätsphase der Milz auf schwer verdauliches Essen verzichten, um Müdigkeit sowie Verdauungsproblemen entgegenzuwirken. Außerdem können Passionsblumentees helfen, die Blockaden des Milz-Qi zu lösen und die aufkommende Müdigkeit zu bekämpfen. Nach dem Wissen der Traditionellen Chinesischen Medizin empfiehlt sich nicht nur süße, leichte Kost, um Ihre Milz zu unterstützen, sondern auch bittere Kost, wie Chicorée. Darüber hinaus gibt es bestimmte Gewürze, die eine anregende Wirkung auf die Funktionen der Milz haben. Hierzu zählen Kardamom, Zimt und Koriander.

Niere (17-19 Uhr)

Situationsbeschreibung:

Die Aktivitätsphase der Nieren tritt zwischen 17 und 19 Uhr ein, wenn das Leben oftmals noch auf Hochtouren läuft. Einerseits sind die Nieren für die Entgiftung und die Blutreinigung verantwortlich. Andererseits regulieren sie, nach der TCM, auch den menschlichen Energiehaushalt, den Wasserhaushalt und sind für das Wachstum, die Fruchtbarkeit sowie den Sexualtrieb zuständig, da sie die Fortpflanzungsenergie erzeugen.

Von den traditionellen chinesischen Schriften werden die Nieren auch als Wurzel des Lebens bezeichnet, da sie unsere Lebenseindrücke speichern können und somit für Geburt, Reifung und Entwicklung von wichtiger Bedeutung sind.

Die Nieren verwalten die menschliche Lebensenergie und sind deshalb dafür verantwortlich, wie viel physische und psychische Energie und Ausdauer wir besitzen. Der gesamte Stoffwechsel ist über den Nierenmeridian beeinflussbar. Auch Emotionen wie Angst oder Furcht werden dem Funktionskreis der Niere zugeordnet, da sie ihn am stärksten schwächen können.

Da sich Ihr Körper während dieser Zeit jedoch ganz langsam auf die bevorstehende Ruheperiode vorbereiten kann, senkt er dafür Blutdruck- und Pulswerte. Deshalb sollte Ihr Abendessen nicht aus schwer verdaulichen Nahrungsmitteln bestehen. Zusätzlich ist es ratsam, Kräutertee zu trinken, da er die Entgiftung durch die Nieren unterstützt.

Typische Beschwerden:

Probleme	Auslöser & Ursachen
• Ängstlichkeit • psychische Probleme • Schlaflosigkeit • sexuelle Störungen • ständiger Harndrang • Wachstumsstörungen	• Blockade des Dreifach-Erwärmers • Disharmonien des Nierenmeridians • Probleme und Beschwerden im Dickdarmmeridian • zu schweres und spätes Abendessen

Was hilft?

Die Aktivitätsphase der Niere ist die ideale Zeit, um typischen Beschwerden mit Yoga, Meditationsübungen und weiteren Methoden, die nützen, das geistige Gleichgewicht aufrecht zu halten, entgegenzuwirken. Entspannungsbäder können außerdem helfen, den Körper weiter herunterzufahren und auf die bevorstehende Nachtruhe vorzubereiten, wodurch Schlaflosigkeit entgegengewirkt werden kann. Darüber hinaus unterstützen Sie Ihre Nieren, indem Sie verschiedene Kräutertees (vor allem Brennnesseltee) trinken oder unterschiedliche Beerenarten – wie Heidelbeeren, Brombeeren und Himbeeren – essen. Zudem eignet sich Reis mit gedünstetem Gemüse bestens, um zur Entlastung Ihrer Nieren beizutragen.

Überblick der Beschwerden

- **Abgeschlagenheit:** Harnblase
- **Allergien:** Dickdarm, Lunge
- **Angstzustände:** Dünndarm, Niere
- **Appetitlosigkeit:** Magen, Milz
- **Asthma:** Lunge
- **Augenprobleme:** Leber
- **Blähungen:** Dickdarm, Dünndarm, Magen
- **Bluthochdruck:** Herzbeutel
- **Depressionen:** Herzbeutel
- **Durchfall:** Dickdarm, Dünndarm, Gallenblase
- **Einschlafschwierigkeiten:** Dreifach-Erwärmer
- **Emotionslosigkeit:** Herz
- **Entzündungen der Magenschleimhaut:** Magen
- **erhöhte Infektanfälligkeit:** Lunge
- **Erschöpfungszustände:** Dünndarm
- **Fieber:** Herzbeutel
- **Gallensteine:** Gallenblase
- **Halswirbelsäulen- sowie Nackenprobleme:** Harnblase
- **Harnwegsinfektionen:** Harnblase
- **Harndrang:** Niere
- **Hautbeschwerden:** Leber, Lunge
- **Herzrasen:** Herzbeutel
- **Hexenschuss:** Gallenblase
- **innere Unzufriedenheit:** Herz
- **Kopfschmerzen:** Dickdarm
- **Krämpfe:** Dickdarm
- **Lustlosigkeit:** Herz

- **Magenbeschwerden:** Herzbeutel
- **Migräne:** Dickdarm, Leber
- **Mundgeruch:** Magen
- **Müdigkeit:** Milz
- **negative Gefühle & Emotionen:** Lunge
- **niedriger Blutdruck:** Dreifach-Erwärmer
- **Panikanfälle:** Herzbeutel
- **Probleme mit der Lendenwirbelsäule:** Dickdarm
- **psychische Probleme:** Magen, Niere
- **Schlafstörungen:** Gallenblase, Herz, Leber, Milz, Niere
- **Schwindel:** Herzbeutel, Leber
- **sexuelle Störungen:** Niere
- **Sodbrennen:** Magen
- **Ruhelosigkeit/Rastlosigkeit:** Dünndarm, Herz, Milz
- **Rückenschmerzen:** Harnblase
- **Temperaturempfindlichkeit:** Dreifach-Erwärmer
- **Tinnitus:** Gallenblase
- **Trigeminusneuralgie:** Gallenblase
- **Verdauungsbeschwerden:** Dreifach-Erwärmer, Herzbeutel, Magen, Milz
- **vermehrtes Schwitzen:** Herz, Lunge
- **Verstopfungen:** Dünndarm, Dickdarm
- **Völlegefühl:** Magen
- **Wachstumsstörungen:** Niere
- **Wassereinlagerungen:** Milz

Die Typenlehre: Welcher Körpertyp bin ich?

Nach der uralten ayurvedischen Tradition setzt sich die Welt in uns und um uns herum aus den fünf Elementen **Erde**, **Wasser**, **Luft**, **Feuer** und **Raum (Äther)** zusammen. Dabei repräsentieren alle fünf Elemente bestimmte Qualitäten, die die Sprache der Natur darstellen und von uns über unsere Sinne wahrgenommen werden können. Die fünf Elemente sind in unserem Körper vereint und kommen in drei Hauptenergiemustern zum Ausdruck, die im Sanskrit als **Dosha** bezeichnet werden. Die Doshas steuern sowohl unsere physiologischen als auch unsere geistigen Funktionen und sind in jedem Organ, in jedem Gewebe und sogar in jeder Zelle präsent. Sie entscheiden, wie wir auf die Erlebnisse und die Reize unserer Umwelt reagieren. Da jeder Mensch ganz einzigartig und individuell ist, verfügen wir alle über nicht vergleichbare physische und psychische Profile. Um unser Leben in ein größeres Gleichgewicht zu bringen, hilft es nicht nur, sich am Prinzip der Organuhr zu orientieren, denn auch die individuelle Konstitution (Prakriti) jedes Einzelnen sollte betrachtet werden.

Grundsätzlich gibt es drei Doshas, die in **Vata**, **Kapha** und **Pitta** unterschieden werden. Sie sind biologische Kräfte, die auf funktionaler sowie struktureller Ebene den menschlichen Organismus steuern. Demnach bildet sich die persönliche Konstitution jedes einzelnen Menschen aus der Perspektive der ayurvedischen Tradition aus einer individuellen Mischung der drei Doshas heraus. Dabei setzt sich jedes der drei Doshas aus zwei der fünf Elementen zusammen:

- **Vata:** Luft und Raum (Äther) – dynamisch, Prinzip der Bewegung
- **Kapha:** Erde und Wasser – stabilisierend, Prinzip der Substanz sowie der Stabilität
- **Pitta:** Wasser und Feuer – feurig und wärmend, Prinzip des Stoffwechsels sowie der Transformation

Unsere Grundkonstitution, welche uns unser gesamtes Leben lang begleitet, setzt sich dann aus dem Verhältnis der drei Doshas zueinander zusammen. Leben wir im Einklang mit unserer individuellen Konstitution, sind wir stabiler, fühlen uns wohler und leben ein erfüllteres Leben. Aus diesem Grund wird die Gesundheitserhaltung immer auch ganz maßgeblich durch die konstitutionellen Charakteristika unterstützt.

„Vata, pitta und kapha bewegen sich durch den ganzen Körper und produzieren gute oder schlechte Auswirkungen im ganzen System, je nachdem, ob sie im normalen oder erregten Zustand sind. Ihr normaler Zustand ist Gleichgewicht, ihr erregter Zustand ist Krankheit."
(Charaka Samhita)

Im Ayurveda bezieht sich Gesundheit und das Gesundsein auf ein inneres Gleichgewicht der persönlichen Konstitution. Sobald sich die Doshas in einem chronischen Ungleichgewicht befinden (Vikriti), können gesundheitliche Probleme und Krankheiten die Folge sein. Dabei kann das Verhältnis der Doshas unter anderem durch übermäßigen Stress oder einen ungesunden Lebensstil aus dem Gleichgewicht geraten. Im Allgemeinen fühlt sich Gesundheit für jeden von uns auch etwas anders an, da wir, in Abhängigkeit der Ausprägung unserer Konstitution, verschiedene Lebensstile, geistige Herausforderungen und klimatische Gegebenheiten bevorzugen. Nur sehr wenige Menschen sind reine Doshatypen, denn die meisten von uns weisen eine Mischung zweier Energien auf und sind daher entweder Vata-Kapha, Vata-Pitta oder Pitta-Kapha. Eine harmonische Balance aller drei Doshas ist jedoch, wenn auch nur selten, möglich, sodass einige Menschen Vata-Kapha-Pitta-Typen sind.

DER DOSHA-TEST

Im Internet finden Sie zwar eine Vielzahl von Tests, mit denen Sie Ihren persönlichen Dosha-Typ bestimmen können, doch auch der nachfolgende Test gibt Ihnen eine erste Orientierung, zu welchem Typen Sie zugehörig sind.

Mit der Hilfe Ihrer Verhaltensweisen sowie Ihrer Persönlichkeit können Sie anhand von diesem Fragebogen erkennen, wie ausgeprägt die einzelnen Typen bei Ihnen sind.

Dafür sollten Sie jede der nachfolgenden Fragen ganz spontan entweder mit Ja oder mit Nein beantworten.

Kreuzen Sie Ihre Ja-Antworten an.

Denken Sie dabei nicht zu viel nach und addieren Sie am Ende bei jeder Konstitution Ihre **Ja-Antworten**.

Im Anschluss an die drei Fragebögen finden Sie detaillierte Beschreibungen, um mehr über Ihre(n) jeweiligen Konstitutionstypen zu erfahren.

Fragebogen zum Typ A:

□ Ich reagiere sehr gefühlsbetont und neige deshalb zu Gefühlsschwankungen.

□ Mein Gang ist schnell.

□ Kalten Wind und kaltes Wasser mag ich nicht.

□ Ich bin geistig flexibel und kann Neues sehr schnell aufnehmen.

□ Es ist leicht, mich aus meinem inneren Gleichgewicht zu bringen, und mein Körper ist etwas labil.

□ Mein Körperbau ist leicht und mir fällt es schwer, zuzunehmen.

□ Bei meinen Freunden und Freundinnen gelte ich als sehr gesprächig, jedoch spreche ich relativ schnell.

□ Manchmal bin ich etwas unüberlegt und handle schnell.

□ Für Verstopfungen und Blähungen bin ich anfällig.

□ Auswendiglernen liegt mir nicht und mein Langzeitgedächtnis ist schlecht.

□ Meine Hände und Füße werden schnell kalt.

□ Gerade im Winter neige ich zu trockener Haut.

□ Ich kann zwar schnell lernen, vergesse jedoch auch genauso schnell wieder.

□ Die Entscheidung, was für mich selbst das Beste ist, fällt mir schwer.

□ Man kann mich schnell begeistern und ich bin lebhaft.

□ Wenn ich auf mich selbst gestellt bin, sind meine Schlaf- sowie Essgewohnheiten unregelmäßig.

□ Ich habe einen aktiven Geist, manchmal bin ich rastlos und die Ideen in meinem Kopf sprudeln beinahe über.

□ Häufig kommt es vor, dass ich mich ängstlich, besorgt und überfordert fühle.

□ Ich habe einen Hang zu unruhigen Träumen und meine Nächte sind von Schlafstörungen geplagt.

□ Meine Energie tritt in spontanen Schüben auf und meine Bewegungen sind aktiv und schnell.

Fragebogen zum Typ B:

□ Mein Schlaf ist tief und fest und ich gehe gerne früh ins Bett.

□ Mein Körper ist eher füllig und mein Stoffwechsel träge.

□ In der Regel fühle ich mich zufrieden und ruhig.

□ Mein Gang ist gemessen und langsam.

□ Grundsätzlich ist mein Energiepegel ausgeglichen und meine Widerstandskraft sowie meine Ausdauer sind gut.

□ Meine Haut ist blass, glatt und weich.

□ Normalerweise handle ich langsam und ohne Hektik und ich verliere nur selten die Fassung.

□ Obwohl ich gutes Essen liebe, fühle ich mich nach dem Essen oftmals schwer und bin müde.

□ Ich nehme leichter als andere Menschen zu.

□ Feuchtes und kaltes Wetter mag ich gar nicht.

□ Meine Haare sind wellig, dunkel und dicht.

□ Ich neige dazu, lange zu schlafen, und am Morgen komme ich nur langsam in Bewegung.

□ Auf Dauer habe ich ein ausgezeichnetes Gedächtnis, lerne jedoch langsamer als andere.

□ Ich habe eine Neigung zu chronischer Verstopfung, Nebenhöhlenentzündungen, Trägheit, Asthma oder starker Schleimbildung.

□ Obwohl ich sehr gerne esse, ist es für mich kein Problem, Mahlzeiten einmal auszulassen.

□ Mein Körperbau ist kräftig und ich bin belastbar.

□ Da ich meine Gewohnheiten pflege, mag ich unvorhersehbare Überraschungen weniger.

□ Ich bin langsam und methodisch und esse mit Bedacht.

□ Ich vergebe gern und bin liebevoll, munter und sanftmütig.

□ Damit ich mich am folgenden Tag wohlfühle, benötige ich mindestens acht Stunden Schlaf pro Nacht.

Fragebogen zum Typ C:

□ Da ich jeden Tag Bewegung brauche, mache ich regelmäßig Sport.

□ Ich habe eine sehr gute Konzentrationsfähigkeit.

□ Einige Menschen sagen, dass ich stur und bestimmend bin.

□ An manchen Tagen weist mein Haar mindestens eines dieser Merkmale auf: seidig, dünn, Haarausfall oder frühzeitig ergrauend, glatt, sandfarben oder (rot-) blond

□ Ich mag eiskalte Getränke und liebe kalte Dinge wie Eis.

□ Mir selbst sowie anderen gegenüber habe ich eine kritische Einstellung.

□ Mein Willen ist stark und ich bin gut darin, meine eigenen Interessen zu vertreten.

□ Mein Appetit ist ausgezeichnet, sodass es mir nicht schwerfällt, große Mengen zu essen.

□ Die Temperaturen eines Raumes empfinde ich als eher warm.

□ Heiße oder scharf gewürzte Speisen vertrage ich nicht.

□ Ich denke, dass ich sehr zielgerichtet bin.

□ Meine Verdauung ist regelmäßig und ich neige eher dazu, Durchfall als Verstopfungen zu bekommen.

□ Um meine Ziele zu erreichen, bin ich sehr beharrlich, und ich genieße Herausforderungen.

□ Sobald ich Hunger verspüre, werde ich leicht gereizt und ungeduldig.

□ Ich bin sehr ordentlich, präzise und ehrgeizig, weshalb ich an mich selbst hohe Ansprüche stelle.

□ Für Fehler anderer habe ich nur wenig Verständnis und ich verliere schnell die Geduld.

□ Obwohl ich schnell erzürne, kann ich genauso schnell wieder vergessen.

□ Ich meide die pralle Sonne, da ich mich bei heißem Wetter nicht wohl fühle.

□ Selbst wenn ich es nicht immer zeige, bin ich schnell verärgert oder gereizt.

□ Ich schwitze schnell und meine Haut ist leicht gerötet.

Summe Typ A – Vata: ________
Summe Typ B – Kapha: ________
Summe Typ C – Pitta: ________
Persönlicher Konstitutionstyp: ____________

Natürlich ist das Ergebnis dieses Konstitutionstypentests keine detaillierte Analyse, jedoch lassen sich Ihre individuellen Neigungen durchaus erkennen. Wie bereits erwähnt, sind die meisten Menschen zudem keine reinen Typen und entsprechen demnach nicht zu 100 % dem Vata-, dem Kapha- oder dem Pitta-Typen. Deshalb kann es sehr wohl sein, dass Sie Anteile aller drei Typen feststellen können, weshalb Sie sich auch die Beschreibungen der weniger ausgeprägten Konstitutionen durchlesen sollten.

Vata

Das Vata-Prinzip stellt von den drei Konstitutionen das beweglichste Prinzip dar, weshalb Vata-Menschen Persönlichkeiten mit vielen Facetten und vielen unterschiedlichen Talenten und Interessen sind. Sie haben einen Hang zur Instabilität sowie zur Sensibilität und zur Kreativität.

Sie verfügen über einen eher schmalen, flexiblen und feingliedrigen Körperbau und eine trockene Haut. Ihre Verdauung ist sehr sensibel, weshalb Menschen mit einer Vata-Konstitution von Natur aus eher unregelmäßig Appetit verspüren und auf innere Anspannungszustände, Stress und falsche oder mangelhafte Ernährung unmittelbar mit Verstopfungen und Blähungen reagieren. Zudem besitzen Vata-Typen oftmals ein geschwächtes Immunsystem, wobei Frauen mit der Vata-Konstitution zu einer unregelmäßigen und leichten Periode neigen, die manchmal von starken Krämpfen begleitet wird. Da sie über ein empfindliches Nervensystem verfügen, sind Widerstandsfähigkeit sowie Körperstärke gegenüber Krankheiten eher gering. Sie lieben den Sommer, weshalb ihre Sehnsucht nach Wärme und Licht im Winter besonders groß ist. Auf Wind und Kälte reagieren sie empfindlich. Deshalb entfliehen sie der tristen und kalten Jahreszeit, wann immer möglich.

Vata-Typen verfügen über eine rege geistige und körperliche Aktivität. Sie sind neugierig und haben den starken Drang, ständig in Bewegung zu bleiben. Ihre größte Stärke ist zweifellos die Kommunikation. Durch ihren offenen Wesenszug fällt es ihnen leicht, mit anderen Menschen in Kontakt zu treten. Sie erlernen sehr gerne neue Dinge, beginnen neue Aufgaben mit großer Begeisterungsfähigkeit und sprudeln nur so vor Kreativität und neuen Ideen. Sie lieben die Bereicherung ihres Lebens durch neue Veränderungen, besitzen auf der anderen Seite jedoch keine ausgeprägte Ausdauer. Deshalb arbeiten sie oftmals an mehreren Projekten zur gleichen Zeit, sodass sie ihre volle Konzentration nie gänzlich auf eines dieser Vorhaben richten können. Das mag zwar vor Routine und Langeweile schützen, resultiert schnell jedoch in einer Überlastung und unzuverlässigem Arbeiten.

Vata-Menschen neigen grundsätzlich zu Erkrankungen auf mentaler und psychosomatischer Ebene. Sie haben einen störungsempfindlichen Bewegungsapparat und sind für Herzerkrankungen, Ängste, Einsamkeitsgefühle, Verdauungsprobleme, Erschöpfung, Schlafstörungen, einen leichten Schlaf, Schlafwandeln, Zähneknirschen beim Schlafen, Ohrerkrankungen, Tinnitus sowie neuralgische Schmerzen anfällig, die alle verstärkt im Zuge von Stress, des Alters oder aber geistiger oder körperlicher Überlastung auftreten.

Übersicht der Persönlichkeitsmerkmale

- schmaler, flexibler und feingliedriger Körperbau
- trockene Haut, empfindliches Nervensystem, oftmals geschwächtes Immunsystem
- facettenreiche Persönlichkeit
- Neigung zur Instabilität, Sensibilität und Kreativität
- neugierige Persönlichkeit, offener Wesenszug, begeisterungsfähig
- hohe körperliche und geistige Aktivität, Bewegungsdrang
- fehlende Ausdauer und störungsempfindlicher Bewegungsapparat
- Kommunikation als größte Stärke
- liebt die Hitze, empfindlich gegenüber Kälte
- sensible Verdauung, unregelmäßiger Appetit
- Verstopfungen oder Blähungen führen zu innerer Anspannung, Stress, Mangelernährung
- geringe Widerstandsfähigkeit gegenüber Krankheiten, Neigung zu Erkrankungen auf mentaler und psychosomatischer Ebene
- anfällig für Herzerkrankungen, Ängste, Einsamkeitsgefühle, Verdauungsprobleme, Erschöpfung, Schlafstörungen, einen leichten Schlaf, Schlafwandeln, Zähneknirschen beim Schlafen, Ohrerkrankungen, Tinnitus sowie neuralgische Schmerzen

Kapha

Menschen mit einer Kapha-Konstitution haben eine zufriedene und tolerante Persönlichkeit, die sich durch ihre innere Stärke auszeichnet. Das Kapha-Prinzip ist erdig und wässrig und bietet Stabilität, Sicherheit und strukturelle Kompaktheit. Kapha-Menschen besitzen ein gutes Immunsystem und ihr Körperbau ist kräftig und groß, mit runden Konturen. Sie haben einen regelmäßigen Appetit und neigen dazu, aufgrund ihres langsamen Stoffwechsels Gewicht anzusammeln. Ihre Haare sind kräftig, ihre Haut wunderschön glatt und blass und ihre großen expressiven Augen fesselnd.

Kapha-Menschen besitzen eine bemerkenswerte Körperstärke. Obwohl sie gegenüber Krankheiten widerstandsfähig sind, neigen sie dazu, an Beschwerden im Nebenhöhlen-, Bronchial- und Lungenbereich sowie an Diabetes zu leiden. Kapha-Frauen haben eine regelmäßige Periode, mit einem normalen Blutfluss und nur ganz leichten Krämpfen. Des Weiteren haben sie vermehrt mit solchen Erkrankungen zu kämpfen, die mit überschüssigem Fett im Zusammenhang stehen. Von allen drei Dosha-Typen hat die Kapha-Konstitution jedoch die geringste Veranlagung für mentale Störungen, sodass sie sich langer Gesundheit erfreut.

Im Umgang mit ihren Mitmenschen und sich selbst sind sie ausgesprochen ruhig. Sie sind verlässliche, treue, ausgeglichene und sanfte Wesen, die über eine bemerkenswerte Loyalität verfügen. Auf der anderen Seite lieben sie die Bequemlichkeit und sind häufig träge. Dadurch sind sowohl geistige als auch körperliche Antriebskraft relativ niedrig, sodass sie für zu verrichtende Aufgaben sowie für sich selbst oftmals viel Zeit benötigen. Trotzdem besitzen Kapha-Typen ein sehr gutes Langzeitgedächtnis. Sie lieben das Schlafen und haben ruhige, romantische Träume.

Übersicht der Persönlichkeitsmerkmale

- kräftiger Körperbau, gutes Immunsystem, runde Konturen
- kräftige Haare, schöne und glatte Haut, große Augen
- zufriedene, tolerante und ruhige Persönlichkeit
- verlässlich, treu, ausgeglichen, loyal
- bequem und häufig träge
- niedrige körperliche und geistige Antriebskraft
- sehr gutes Langzeitgedächtnis
- innere Stärke sowie Körperstärke
- Neigung zum Übergewicht
- gegenüber Krankheiten widerstandsfähiger, jedoch für Beschwerden im Nebenhöhlen-, Bronchial- und Lungenbereich sowie Diabetes anfällig

Pitta

Pitta-Typen haben eine sehr markante, ergebnisreiche und dynamische Persönlichkeit. Das feurige Pitta schenkt ihnen Schärfe und Hitze, weshalb sie sowohl körperlich als auch geistig sehr leistungsstark sind und über ein überdurchschnittliches Energiepotential verfügen. Ihr Stoffwechselumsatz sowie ihre Verdauung arbeiten gut, wodurch ihre Haut warm und gut durchblutet ist und sie meistens einen starken Appetit sowie großen Durst verspüren. Darüber hinaus besitzen Menschen mit einer Pitta-Konstitution einen mittleren Körperbau, haben ein stabiles Gewicht und lichtempfindliche Augen. Frauen mit der Pitta-Konstitution haben eine regelmäßige Periode, die oft mit starken Blutungen einhergeht.

Das Pitta verleiht ihrer Stimme Schärfe und schenkt ihnen eine klare und flüssige Sprache. Ihr oftmals angespanntes Gemüt gleichen Pitta-Menschen durch körperliche Bewegung aus, denn sie lieben sportliche Aktivitäten. Durch die Qualitäten des Feuers neigen sie dazu, schnell zu schwitzen, denn ihnen ist häufiger zu warm als zu kalt. Außerdem sind Menschen mit diesem Konstitutionstyp meistens dominant, besitzen eine ausgezeichnete Handlungskompetenz sowie einen scharfen Verstand und können sich sehr gut durchsetzen. Dafür kommt ihnen ihre gute Argumentationsfähigkeit zu Hilfe, sodass es ihnen leichtfällt, andere Menschen zu überzeugen. Sie lieben Diskussionen und Debatten, sodass ihnen in Diskursen, Seminaren und Versammlungen eine besondere Rolle zukommt.

Auf der körperlichen Ebene neigen Pitta-Menschen dazu, an Entzündungen, Übersäuerung, Beschwerden mit der Haut und Problemen mit der Leber sowie weiteren Verdauungsorganen zu leiden. Pitta-Typen haben sehr intensive Träume, an die sie sich am nächsten Morgen gut erinnern können.

Übersicht der Persönlichkeitsmerkmale

- markante, erfolgreiche, dynamische, dominante Persönlichkeit
- hervorragende Handlungskompetenzen, Durchsetzungsvermögen und Argumentationsfähigkeit
- angespanntes Gemüt
- körperliche und geistige Leistungsfähigkeit, überdurchschnittliches Energiepotential
- sportliche Aktivitäten und körperliche Bewegung
- gute Verdauung sowie guter Stoffwechselumsatz
- gute Durchblutung der Haut, oftmals jedoch starkes Schwitzen
- klare und flüssige Sprache
- intensive Träume
- besondere Rolle in Debatten und Diskussionen
- anfällig für Entzündungen, Übersäuerung, Hautbeschwerden und Problemen mit der Leber sowie mit weiteren Verdauungsorganen

Es kann jedoch auch vorkommen, dass beim Ayurveda-Test zu den Konstitutionstypen kein eindeutiges Ergebnis erreicht wird und zwei oder sogar alle drei Doshas dominieren. Sollte Ihr Testergebnis ein solches Resultat erzielen, weist Ihr Konstitutionstyp nicht nur ein dominantes Dosha auf.

Vata-Pitta-Typ

Menschen, bei denen sowohl Vata als auch Pitta dominieren, sind für den modernen Lebensstil der heutigen Zeit geschaffen. Sie lieben das Leben und sind lebendige Persönlichkeiten. Ihr Geist ist wach und die Kommunikation ist eine ihrer Stärken. Idealerweise verschmelzen dabei Intelligenz, Zielstrebigkeit sowie die Führungsqualitäten des Pitta-Typen mit der Kreativität, der Freude an der Bewegung sowie der Fähigkeit, neue Dinge schnell zu lernen, die dem Vata-Typen zugeschrieben werden. Vata-Pitta-Typen haben eine sehr attraktive äußere Erscheinung, die mit einem schlanken und kraftvollen Körperbau und weichem sowie feinem Haar gepaart ist. Sie sind sehr dynamische und positive Persönlichkeiten, die Vitalität ausstrahlen. Da sich meistens jedoch nicht nur die positiven Eigenschaften beider Konstitutionstypen mischen, leiden viele Menschen, bei denen sowohl Vata als auch Pitta dominieren, unter der Disharmonie beider körperlicher Energien. Diese drückt sich in der Folge oftmals in innerer Anspannung sowie Reizbarkeit durch den Pitta-Anteil und durch Unruhe und Nervosität im Vata-Anteil aus. Auch Kopfschmerzen, Unreinheiten der Haut, Schlafstörungen und ein empfindlicher Magen können die Folge sein. Sowohl Pitta als auch Vata sind sehr dynamische Konstitutionstypen, weshalb bei einer Mischung beider Doshas die körperliche Bewegung im Vordergrund stehen sollte. Normalerweise sind Menschen mit einer Vata-Pitta-Dominanz immer auch sportliche Menschen, die einen guten Stoffwechsel besitzen. Ihr Körperbau mag zwar feingliedrig sein, jedoch haben sie eine Menge Energie. Sie lieben die Malerei, die Musik und weitere bildende Künste, aber auch zu Süßigkeiten können sie nur schwer nein sagen. Da ihre Haut oftmals sehr sensibel ist, reagieren Vata-Pitta-Konstitutionen auf chemische Substanzen empfindlich. Außerdem können sie ein sehr ausgeprägtes Verlangen nach spiritueller sowie einer gesunden Lebensweise haben. Aufgrund der Dominanz der beiden Doshas dominieren bei Menschen mit dieser Kombination in den Konstitutionstypen Leidenschaft, Dynamik, Spontanität sowie die Lust am Leben. Nichtsdestotrotz sollte die Gemütlichkeit, die vor allem der Kapha-Typ bevorzugt, nicht außer Acht gelassen werden, um innere Zufriedenheit und Ruhe zu finden. Deshalb sollten Menschen mit dem Element Feuer darauf achten, ein ausgeglichenes Verhältnis ihrer Doshas aufrechtzuerhalten, und jeden Tag ohne Hektik beginnen. Stattdessen empfehlen sich entspannte Spaziergänge in der Natur, um den Kapha-Anteil zu erhöhen.

Vata-Kapha-Typ

Menschen, bei denen sowohl Vata als auch Kapha dominieren, haben sehr interessante Persönlichkeiten, die immer für Überraschungen gut sind. Die Dominanz der komplementären Elemente Wasser, Erde und Luft kommt in einer Vielzahl unterschiedlicher Eigenschaften sowohl auf körperlicher als auch auf psychischer Ebene zum Ausdruck. So zeigt sich der Anteil der Kapha-Konstitution durch Stabilität, Schwere und Feuchtigkeit, was sich beispielsweise in einer dicken Haut, Cellulitis oder in Wasseransammlungen zeigt. Zudem ist der Kapha-Anteil innerhalb dieser Konstitution sehr auf Traditionen und Sicherheit bedacht. Der Vata-Anteil kommt hingegen durch Kreativität, Unbeständigkeit sowie Leichtigkeit zum Ausdruck, was sich in einer relativ schlanken Körperkonstitution, innerer Unruhe sowie einer schnellen Art, zu sprechen, ausdrücken kann. Die unterschiedlichen Variationen, durch die sich sowohl der Vata- als auch der Kapha-Anteil äußern kann, obliegen keiner Begrenzung und beide Doshas spenden sich gegenseitig vielfältige Fähigkeiten und Interessen. In jedem Fall sind Menschen, die eine Vata-Kapha-Dominanz aufweisen, beliebte, kommunikative und gesellige Personen. Der Vata-Anteil in ihrer Konstitution ist bekannt für seine Neugier, Offenheit und seine Liebe zu Gesprächen, wohingegen der Kapha-Anteil sozial, einladend und fürsorglich ist. Somit ergibt die Kombination dieser beiden Konstitutionstypen eine perfekte Mischung, um gute Freundschaften zu schließen oder ein spannendes Gespräch zu führen. Beide Doshas fühlen sich bei kälteren Witterungsverhältnissen am wohlsten, sollten jedoch darauf achten, dass Füße sowie Hände genug Wärme bekommen. Außerdem sind für beide Konstitutionstypen ein regelmäßiger Essens- sowie Schlafrhythmus wichtig.

Pitta-Kapha-Typ

Menschen, bei denen sowohl Pitta als auch Kapha dominieren, sind wahre Powermenschen. Ihr Körperbau ist sehr robust und kräftig. Sie haben ein stabiles Immunsystem und bringen eine hervorragende Ausdauer sowie Beharrlichkeit für alle Aktivitäten mit, die sie angehen. Durch ihre scheinbar unendliche Energie sind sie sehr zielstrebig, sodass sie fast nichts und niemand aufhalten kann. Belastungen, die aufgrund einer falschen Ernährung, zu viel Stress oder durch zu viel Arbeit entstehen, kommen erst nach einigen Jahren zum Ausdruck. Pitta-Kapha-Typen haben einen sehr ruhigen und klaren Geist. Ihre Persönlichkeit zeichnet sich durch Zielstrebigkeit, Geduld, Gelassenheit und Scharfsinn aus. Sie agieren sehr robust, aufgrund des Elements Wasser vom Kapha-Anteil, und energiegeladen, aufgrund des Feurigen im Pitta-Anteil. Sobald das Gleichgewicht des

Dosha-Verhältnisses jedoch ins Ungleichgewicht gerät, können negative Auswirkungen die Folge sein, die sich zum Beispiel durch starkes Schwitzen, Probleme mit der Haut oder Übergewicht äußern. Außerdem kann es aufgrund des fehlenden Anteils der Vata-Konstitution dazu kommen, dass nicht ausreichend Sport betrieben wird. Dann bieten sich vor allem verschiedene Yoga-Übungen am Morgen an, um energiegeladen in den Tag zu starten.

Vata-Kapha-Pitta-Typen

Menschen, bei denen alle drei Doshas dominieren, werden als sogenannte **Sama-Doshas-Konstitution** bezeichnet. Hierbei gleichen sich nahezu alle drei Doshas zu selben Anteilen. Doch nur wenige Menschen weisen eine Vata-Kapha-Pitta-Konstitution auf und haben ein natürliches Gleichgewicht in Geist und Körper. Im Laufe ihres Lebens entwickeln die meisten Menschen ein Ungleichgewicht der drei Doshas, das etwa zu Wasseransammlungen des Kapha-Anteils, Schlafstörungen des Vata-Anteils oder Reizbarkeit des Pitta-Anteils führen kann. Zudem besteht nur bei den wenigsten Menschen von Geburt an ein positives Gleichgewicht der Doshas und damit eine sehr stabile Persönlichkeit. Die Besonderheit von Vata-Kapha-Pitta-Typen ist, dass sie keine extremen Eigenschaften von nur einer Konstitution aufweisen. Das bedeutet, dass die Funktionsweisen sowie Charakteristiken in ausreichender Quantität vorhanden sind und zwischen Seele, Geist und Körper tatsächlich ein Gleichgewicht besteht. Dieses Gleichgewicht äußert sich etwa in einem mittleren Körperbau, einem unproblematischen Hautbild sowie einem gut arbeitenden Stoffwechsel. Auf geistiger Ebene sind Vata-Kapha-Pitta-Typen kreative Menschen, die ein rasches Auffassungsvermögen (Vata), Gelassenheit (Kapha) sowie Zielstrebigkeit (Pitta) besitzen. Menschen mit einer Dominanz aller drei Doshas sollten unbedingt darauf achten, dass dieses Gleichgewicht bestehen bleibt.

WER BRAUCHT WAS?
DAS BESTE FÜR DEN JEWEILIGEN TYP

Um gesund zu bleiben und die Neigung zum Stress sowie zur Nervosität auszugleichen, sollte die Vata-Konstitution regelmäßig Mahlzeiten zu sich nehmen. Dabei unterstützen vor allem warme Gerichte diesen Ausgleich, aber auch salzige, saure oder süße Speisen halten die Vata-Menschen im Gleichgewicht. Darüber hinaus ist es für diejenigen mit einer Vata-Konstitution wichtig, viel Ruhe zu bekommen und einen regelmäßigen Tages- sowie Nachtrhythmus einzuhalten und ausreichend Schlaf und Entspannung zu bekommen. Am Morgen helfen verschiedene Routinen – wie zum Beispiel ein Bad oder eine Schläfenmassage –, um entspannt in den neuen Tag zu starten.

Für Menschen mit einer Kapha-Konstitution ist besonders die alltägliche Bewegung von tragender Bedeutung. Aus diesem Grund sollten Kapha-Typen nach dem Mittagessen lieber einen Verdauungsspaziergang machen, als sich danach hinzulegen und einen Mittagsschlaf zu halten. Da Kapha-Konstitutionen jedoch Gefahr laufen, träge zu werden, sollten sie leichte und warme Gerichte sowie Getränke bevorzugen. Die Mahlzeiten dürfen gerne ein wenig herber, schärfer und bitterer sein. Dafür bieten sich insbesondere Gewürze wie Chili oder Kurkuma an und auch heißer Ingwertee eignet sich hervorragend. Auf der anderen Seite sollten Kapha-Typen auf reichhaltige und sehr fettige Speisen verzichten, um drohendem Übergewicht entgegenzuwirken. Denn nach dem Wissen der alten ayurvedischen Tradition ist Übergewicht auf einen Überschuss an Kapha zurückzuführen. Kapha-Typen, die an Übergewicht leiden, können, nach dem Ayurveda, ihren Gewichtsverlust durch die Kraft von Massagetechniken unterstützen. Zudem verleiht das Entschlacken einen neuen energetischen Schub, wodurch die notwendige Bewegung wesentlich leichter fällt.

Auch Pitta-Typen sollten in ihrem Alltag unbedingt einen sportlichen Ausgleich finden, um ihre feurige Energie zu verarbeiten. Obwohl sie den Sport als Ausgleich benötigen, sollten sie zu hohe Belastungen jedoch vermeiden. Um ihr Temperament zu dämmen, sollten Menschen mit einem Übermaß an Pitta auf heiße, scharfe Speisen und Getränke verzichten. Stattdessen empfehlen sich bevorzugt lauwarme oder sogar kalte Gerichte, die am besten in den Geschmäckern herb, bitter und süß zubereitet werden. Dabei eignen sich Kokosnüsse, Hülsenfrüchte sowie herbes und süßes Gemüse besonders gut, um das Pitta zu reduzieren. Zudem kommt einer ausreichenden Wasserzufuhr am Tag eine lindernde Wirkung zu. Außerdem sollten Pitta-Menschen zum Ausgleich ihres Doshas, idealerweise an kühleren Tagen, in der Natur wandern oder spazieren gehen und verschiedene Atemübungen praktizieren.

Lassen Sie die Nahrung Ihre Medizin sein!

AYURVEDISCHE PRINZIPIEN

Die Heilkunst des Ayurveda betrachtet die Nahrung als ein Heilmittel, das dem Körper helfen kann, eine Vielzahl von Störungen selbst zu regulieren. Sie übernimmt die wichtige Aufgabe, unseren Körper mit unterschiedlichen Baustoffen sowie verschiedenen essenziellen Substanzen zu versorgen und dadurch den benötigten Energiebedarf zu decken. Doch das Ernährungsverständnis des Ayurveda geht noch viel weiter darüber hinaus und beschreibt dabei Konstrukte und Ansätze, die ganzheitlich und der modernen Ernährungslehre unbekannt sind. So ist laut dem Ayurveda nicht einzig und allein die Qualität der Nahrung für die Versorgung des Körpers entscheidend, sondern auch die Funktionsweise des menschlichen Verdauungssystems sowie die Art der Nahrungszubereitung.

Ayurveda: Das Ayurveda ist eine mehr als 5000 Jahre alte Heilkunst, die sich mit den Worten „Wissen vom Leben" übersetzen lässt. Das Ziel der ayurvedischen Prinzipien ist sowohl die Entgiftung des Körpers als auch die Aktivierung der eigenen Selbstheilungskräfte. Hierzu zählt insbesondere auch eine gesunde Ernährung.

In den alten ayurvedischen Schriften heißt es, dass die Verdauung das Fundament jeder guten Gesundheit ist. Dementsprechend muss unsere Nahrung auch gut verstoffwechselt werden. In der ayurvedischen Lehre der Gesundheit wird die Nahrung dabei mit der Medizin gleichgesetzt. Das Ayurveda bedient sich bei seiner therapeutischen Vorsorge sowie Behandlung der Ernährung und betrachtet diese als ein wertvolles Mittel, um das Gleichgewicht der Doshas zu gewährleisten.

Die ayurvedischen Prinzipien der Ernährung richten sich daher nach der individuellen Konstitution eines Menschen und den damit verbundenen Störungen. Somit ist die Ayurvedaernährung typgerecht, differenziert auf der anderen Seite jedoch auch zwischen körperlichen, mentalen sowie emotionalen Wirkungsweisen. In Abhängigkeit der individuellen Bedürfnisse einer Person wird der Speiseplan auf die persönliche Entwicklung oder die Erneuerung des körperlichen Gewebes bzw. zur Heilung abgestimmt. Dabei ist die ayurvedische Ernährung in jedem Fall alltagsgerecht, da ihre Regeln ganz einfach an den eigenen Lebensstil angepasst werden können. Hierbei werden außerdem die Zyklen des Lebens berücksichtigt und sowohl die Auswahl als auch die Zubereitung der Speisen sind auf die Tages- und Jahreszeiten sowie auf die ganz persönlichen Lebensphasen abgestimmt. So stellt das ayurvedische Kochen eine relativ flexible und kreative Ernährungsweise dar, die sich in den täglichen Speiseplan integrieren lässt.

Daneben gibt es im Ayurveda jedoch noch weitere Grundregeln, die wir berücksichtigen sollten, wenn wir unsere Gesundheit fördern, unsere Doshas ins Gleichgewicht bringen, Verdauungsvorgänge optimieren und damit auch unsere Leistungsfähigkeit steigern möchten. Dabei lassen sich zwischen den ayurvedischen Prinzipien und der Ernährung nach dem Prinzip der Organuhr klare Parallelen erkennen, weshalb sich die beiden Konzepte wunderbar ergänzen und miteinander kombiniert werden können.

Nach den ayurvedischen Prinzipien der Ernährung sollten Sie immer nur in Maßen essen, da sowohl zu wenig als auch zu viel Nahrung zu unterschiedlichen Störungen führen kann. In Ihrer Vorstellung können Sie dafür das Fassungsvermögen Ihres Magens vierteln, wobei Sie diese Teile erneut untergliedern. Zwei Teile sind hierbei für feste Nahrung vorgesehen, ein Teil für flüssige Nahrung und dem letzten Teil sollte nichts zugeordnet werden. Stattdessen bleibt dieser Teil frei, um eine ungestörte Funktionsweise der Verdauung zu garantieren.

Damit das Verdauungsfeuer, auch **Agni** genannt, beim Essen nicht direkt gelöscht wird, sollten Sie etwa eine Stunde vor Ihren Mahlzeiten nichts mehr trinken. Verdauungsanregende Tees vor dem Essen bilden jedoch eine Ausnahme und können gerne von Ihnen aufgenommen werden. Während des Essens kann das schluckweise Trinken verdauungsfördernd sein, wofür sich besonders heißes Wasser gut eignet. Grundsätzlich sind stilles Wasser, warmes Leitungswasser und Kräutertees für die allgemeine Flüssigkeitsaufnahme am besten. Zudem sollten Sie warme oder sogar heiße Getränke bevorzugen und eiskalte Getränke eher vermeiden.

Agni: Im Ayurveda bezeichnet der Terminus „Agni" das Verdauungsfeuer im Magen bzw. die Lebensflamme, für deren Regulierung die drei Doshas verantwortlich sind.

Die Lebensmittel Ihrer Mahlzeiten sollten immer rein, vollwertig, frisch und hochwertig sein und mit Liebe von Ihnen zubereitet werden. Wenn möglich, kochen Sie immer selbst und gestalten Sie Ihren Speiseplan mit warmen Mahlzeiten. Produkte aus dem eigenen Anbau oder aus Bioläden eignen sich hervorragend, da sie nur wenig durch Konservierungsmittel, Düngemittel oder Schadstoffe belastet sind. Außerdem kann Ihr Körper selbst gekochte Speisen am leichtesten aufnehmen und verarbeiten. Auch nur schwer verdauliche Nahrungsmittel können besser aufgespalten und in der Folge verarbeitet werden. Darüber hinaus sollte mindestens eine Ihrer Hauptmahlzeiten warm sein, wobei Sie warme Mahlzeiten in jedem Fall früh, mittags und abends priorisieren sollten.

Bei der Auswahl Ihrer Speisen und Lebensmittel müssen Sie auf Ihre persönlichen Vorlieben in keinem Fall verzichten, Sie sollten aber immer auch Ihre individuelle Verträglichkeit, Ihre Konstitution sowie eventuelle gesundheitliche Störungen berücksichtigen und sich typgerecht ernähren. Ihre individuelle Nahrungsauswahl können Sie dann gerne mit passenden Gewürzen verfeinern, die zudem Ihren Verdauungsvorgang fördern und unterstützen. Denn im Ayurveda gilt jede Mahlzeit als ausgewogen, die die **sechs Geschmacksrichtungen süß, sauer, salzig, scharf, bitter** und **herb** enthält. Diese sollten idealerweise auch in dieser Reihenfolge aufgenommen werden, da sie den Verdauungsphasen des Körpers entsprechen. Darüber hinaus unterstützen gezielt eingesetzte Gewürze das Gleichgewicht Ihrer Dosha-Balance. Besonders unterstützend für die Verdauung wirken hierbei etwa Kardamom, Kurkuma, Koriander, Safran, Ingwer und Fenchel.

Nehmen Sie sich zum Essen genügend Zeit und kauen Sie gründlich und ruhig. Der Genuss Ihrer Mahlzeiten sollte an erster Stelle stehen, da Sie Ihrem Darm sowie Ihrem Magen dadurch eine Menge Arbeit abnehmen. Auch die Atmosphäre, in der Sie Ihre Speisen zu sich nehmen, spielt eine wesentliche Rolle, denn der psychische Faktor beim Essen ist von besonderer Bedeutung. Nachdem Sie mit dem Essen fertig sind, können Sie gerne noch einige Minuten in Ruhe sitzen bleiben, um Ihren Körper bei der bevorstehenden Verdauung zu unterstützen.

Des Weiteren ist die Regelmäßigkeit der Speisen ein weiterer Grundpfeiler der ayurvedischen Ernährung, wobei permanente Zwischenmahlzeiten keinen Platz im Ayurveda einnehmen. Ihre Stoffwechsel- und Verdauungsprozesse können nur dann nicht ständig belastet werden, wenn Sie erst wieder essen, insofern Sie Ihre vorherige Mahlzeit bereits verdaut haben. Deshalb sollten Sie zwischen

Ihren Mahlzeiten etwa vier Stunden Pause lassen, damit neue Nahrung nicht auf Unverdautes treffen kann. Aus diesem Grund sieht die ayurvedische Ernährung, genau wie die Diätetik der Traditionellen Chinesischen Medizin, drei Mahlzeiten pro Tag vor. Im Gegensatz zum Ansatz der TCM schlägt die Heilkunst des Ayurveda jedoch vor, am Morgen nur ein kleines und leichtes Frühstück zu essen.

Da Verdauungskraft sowie Verdauungsfeuer mittags besonders stark arbeiten, ist der Mittag nach dem Ayurveda die perfekte Uhrzeit für die Hauptmahlzeit des Tages. Etwa drei Stunden bevor Sie ins Bett gehen, sollten Sie dann ein warmes und leichtes Abendmahl zu sich nehmen. Abgeraten wird dann von jeglichen Lebensmitteln, die Ihre Transportfunktionen beeinträchtigen können. Dazu zählen etwa Joghurt, Käse, Fleisch, Fisch und andere säuerliche Speisen. Nach dem Wissen des Ayurveda gilt es als ideal, wenn man den Verdauungsorganen täglich eine Pause von zwölf Stunden schenkt. Das klappt, wenn Sie – genau wie nach dem Prinzip der TCM – gegen sieben Uhr morgens frühstücken und etwa um 19 Uhr abends zu Abend essen. Dann hat Ihr Darm genügend Zeit, um zu regenerieren.

Die Regeln der ayurvedischen Ernährung

1. Nur in Maßen essen.
2. Eine Stunde vor den Mahlzeiten nichts mehr trinken (Ausnahme: Verdauungstees).
3. Schluckweises Trinken während der Mahlzeiten ist erlaubt.
4. Immer auf reine, vollwertige, frische und hochwertige Lebensmittel zurückgreifen.
5. Selbst gekochte Speisen können vom Körper am leichtesten aufgenommen und verarbeitet werden.
6. Mindestens eine der Hauptmahlzeiten sollte warm sein.
7. Bei der Auswahl der Mahlzeiten sollte nicht auf persönliche Vorlieben und individuelle Verträglichkeit verzichtet werden. Außerdem müssen die persönliche Konstitution sowie eventuelle gesundheitliche Störungen berücksichtigt und es muss typgerecht gegessen werden.
8. Passende Gewürze können die Nahrungsauswahl verfeinern und die Verdauung unterstützen.
9. Im Ayurveda gilt jede Mahlzeit als ausgewogen, die die sechs Geschmacksrichtungen süß, sauer, salzig, scharf, bitter und herb enthält. Diese sollten vorzugsweise auch in der gegebenen Reihenfolge aufgenommen werden.
10. Genug Zeit zum Essen nehmen, gründlich und ruhig kauen. Außerdem sind Genuss und Atmosphäre wichtig.
11. Die Regelmäßigkeit der Speisen ist ein weiterer Grundpfeiler.
12. Zwischen den Mahlzeiten eine vierstündige Pause lassen.
13. In der Regel werden drei Mahlzeiten pro Tag aufgenommen, wobei die Verdauungsorgane eine tägliche Pause von zwölf Stunden bekommen sollten.
14. Auf bestimmte Lebensmittelkombinationen sollte verzichtet werden.

Die lange Tradition des Ayurveda konnte zudem aufzeigen, dass auf bestimmte Kombinationen von Lebensmitteln verzichtet werden sollte. In der Heilkunst als **falsche Kombinationen** bezeichnet, werden diese Zusammenstellungen oftmals als Quelle verschiedener Krankheiten angesehen. Sie sollen zum Beispiel für die Verunreinigung des Blutes verantwortlich sein und die Transportfunktionen im Körper behindern.

!

So darf Milch **niemals** in einer Mahlzeit mit Fisch, Fleisch, Senf, Bananen, Sesam, Basilikum, Blattgemüse, Rettich, Granatäpfeln, Knoblauch oder mit Salzigem oder Saurem kombiniert werden. Auf der anderen Seite sind Zucker, Pfeffer, Weintrauben, Mango, Butter, Ghee, Honig, Reisflocken, Amla-Frucht, Ingwer und Gerste **milchfreundliche** Lebensmittel. Auch von der Kombination aus Fisch und Joghurt, Buttermilch oder Banane sowie sauren Früchten mit Käse oder Joghurt wird abgeraten. Fleisch sollte **niemals** mit Sprossen, Sesam, Zuckerrohr oder Rettich eingenommen werden und gekochte Speisen nie mit frischen Früchten vermengt werden.

ALLES HAT SEINE ZEIT: DAS RICHTIGE TIMING VON MAHLZEITEN

Viele der typischen ayurvedischen Gerichte, wie Porridge mit Früchten und Ingwerwasser, sind schon lange im heutigen Food-Trend angekommen. Dabei wissen nur die wenigsten, dass es sich dabei um Mahlzeiten aus dem Ayurveda handelt und warum die alte Heilkunst jene Speisen überhaupt empfiehlt.

Aus ayurvedischer Perspektive ist eine gesunde Ernährung immer auch eine Frage des perfekten Timings. Denn im Ayurveda entscheidet nicht nur das, was wir essen, darüber, ob wir gesund sind oder nicht, sondern auch die Uhrzeit, zu der wir essen, ist ausschlaggebend. Hierfür wird in der Ordnungstherapie des Ayurveda eine **chronobiologische Körperuhr** beschrieben, die sich im Takt der drei Doshas bewegt. Diese Körperuhr bestimmt im Rhythmus von vier Stunden die Funktionen des Stoffwechsels, der Psyche sowie des Körpers und stellt das Fundament des ayurvedischen Mahlzeitensystems dar. Im Ayurveda beginnt der Tag zum Sonnenaufgang mit einer Kapha-Phase, die dann in eine Pitta-Phase übergeht und am Mittag ihren höchsten Punkt erreicht. Am Nachmittag herrscht dann Vata-Dominanz, bevor der Abend mit einer weiteren Kapha-Phase eingeläutet wird.

Für uns bedeutet dieser Zyklus, dass die Qualität der Mahlzeiten unserer täglichen Ernährung auf das jeweils dominierende Dosha ausgerichtet werden sollte.

Denn Kapha sorgt sowohl morgens als auch abends dafür, dass unsere Verdauung nur mit einer verminderten Kapazität arbeitet, die wir jedoch durch warme sowie leichte Mahlzeiten ausgleichen können. Zur Mittagszeit lässt dann das Pitta unser Verdauungsfeuer am stärksten brennen, weshalb das Ayurveda – anders als die Traditionelle Chinesische Medizin – empfiehlt, mittags die Hauptmahlzeit des Tages aufzunehmen, da alle schwer verdaulichen Komponenten der Nahrung jetzt am leichtesten zu verdauen sind. Am Nachmittag führt dann Vata mit seiner sprunghaften Verdauungskraft vermehrt zu Heißhunger oder Energieeinbrüchen. Jetzt verhelfen uns vor allem süße Früchte, Nusssorten und warme Getränke zu mehr Stabilität.

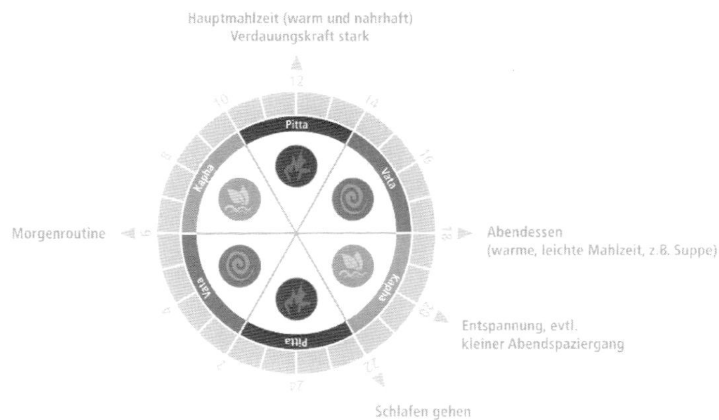

Sobald wir die Phasen der einzelnen Doshas auf unseren Speiseplan übertragen, kommen ganz klare Richtlinien für die Ernährung zum Vorschein. Einige Zyklusphasen sind, entsprechend der Konstitution, der man selbst entspricht, anfälliger für Störungen als andere, weshalb sie besondere Beachtung finden sollten.

Das Kapha gewinnt mit dem Aufgang der Sonne zunehmend an Dominanz, wodurch die stabilen und schweren Merkmale dieses Doshas ebenfalls deutlich zunehmen, sobald die innere Balance durch verstärkende Faktoren gestört wird. Menschen mit einer Kapha-Konstitution sollten deshalb am frühen Morgen darauf achten, nicht zu spät aus dem Bett zu kommen und, wenn möglich, aufs Frühstück zu verzichten. Insbesondere eine reichhaltige Auswahl an Milchprodukten, Wurstwaren, Fisch und süßen Aufstrichen erhöht das Kapha am Morgen und überlastet den Stoffwechsel. In der Folge können sich unverdaute Stoffwechselrückstände bilden, die Atemwege verschleimen oder es kann starke Müdigkeit auftreten.

Stattdessen empfiehlt das Ayurveda morgens leichte Mahlzeiten, wodurch die Kapha-Eigenschaften ausgeglichen werden können. Einige Menschen mögen sich dann mit einem Getreidebrei begnügen, wohingegen für andere warme Milch und einige geschälte Mandeln ausreichend sind. Eine Ausnahme besteht natürlich für alle Menschen, die bereits morgens schwere körperliche Arbeit verrichten müssen und dafür Kraft, Belastbarkeit und Ausdauer benötigen. Dann darf selbstverständlich richtig gefrühstückt werden, wobei immer die wichtigste Regel im Ayurveda eingehalten werden sollte: Den Tag mit zwei bis drei Gläsern heißem Wasser beginnen und nur dann essen, wenn man auch wirklich Hunger verspürt.

Dosha	Zyklusphasen & Zeitangaben	Funktionen von Agni & dem Stoffwechsel	Empfehlungen für Mahlzeiten
Vata	die ersten Stunden am Morgen bis zum Sonnenaufgang 2.00-6.00 Uhr 14.00-18.00 Uhr	Stoffwechsel- und Hormonhaushalt sind instabil, Stress-Resilienz ist schlecht	energiebringende Mahlzeiten, warme Getränke
Kapha	vier Stunden ab Sonnenaufgang, nach dem Mittagessen, früh am Abend bis zum Sonnenuntergang 6.00-10.00 Uhr 18.00-22.00 Uhr	Stoffwechselhaushalt ist stabil	warme und leichte Gerichte, die sich nicht belastend auf den Stoffwechsel auswirken
Pitta	jeweils immer zwei Stunden vor sowie zwei Stunden nach dem Mittag und Mitternacht 10.00-14.00 Uhr 22.00-02.00 Uhr	Verdauungskraft ist über die Mittagszeit stark, Gewebestoffwechsel ist nachts aktiv	Hauptmahlzeit sollte am Mittag aufgenommen werden, denn dann sind auch schwer verdauliche Gerichte gut verträglich

Das goldene ayurvedische Frühstück

- heißes Wasser/Ingwerwasser, damit der Stoffwechsel angekurbelt werden kann
- leicht verdauliches Getreide, das warm und gekocht zubereitet wurde – z. B. Hafer, Dinkel, Amaranth, Quinoa, Hirse, Reis
- süße Früchte, die gedünstet wurden – z. B. Banane, Apfel, Mango, Traube, Birne
- Crêpes aus Reis oder Hülsenfrüchte oder herzhaftes Gemüsegrieß
- Alternative: eine Tasse warme Milch, kann gerne mit Gewürzen verfeinert werden, dazu eignen sich einige geschälte Mandeln

Rezept: Ingwerwasser

Zutaten:

1 Liter Wasser
2 Scheiben frischer Ingwer

Zubereitung:

Kochen Sie das Wasser inklusive der Ingwerscheiben für mindestens fünfzehn Minuten in einem offenen Kochtopf ab.

Zur Mittagszeit dominiert das Pitta-Dosha, womit auch die Verdauungskraft am stärksten ist. Besonders die Menschen, die eine überwiegende Pitta-Konstitution haben, spüren jetzt ihr brennendes Agni und ihren immer stärker werdenden Appetit, der am Mittag seinen Höhepunkt erreicht und sich in großem Hunger ausdrückt. Ungestillt führt er zu schlechter Laune, schneller Reizbarkeit und Ungeduld. Zur Mittagszeit sind jedoch alle Konstitutionstypen mit einem charakteristischen Aufnahme- sowie Verdauungsvermögen des Stoffwechsels beschenkt. Dadurch sind besonders schwere Speisen zu dieser Zeit am verträglichsten. Etwas anders verhält es sich jedoch in den heißen Sommermonaten, wo die Mittagshitze den Appetit vermindert und die Hauptmahlzeit auf die frühen Abendstunden verschoben werden sollte.

Doch am Mittag ist es vielen Menschen, aufgrund ihrer Arbeits- und Lebensumstände, nicht immer möglich, gut zu essen. Schnell werden fertige Speisen und Snacks als Alternative herangezogen oder das Mittagessen wird gänzlich ausgelassen. Aus ayurvedischer Sicht ist der Verzicht des Mittagessens jedoch keine Lösung, da er oftmals zu unkontrolliertem Snacken und Überessen im Tagesverlauf führt und abends Verdauungsstörungen verursacht.

Goldene ayurvedische Tipps für eine gesunde Mittagsmahlzeit

- genügend Zeit für eine Mittagspause einplanen
- Bekömmlichkeit durch auf den Konstitutionstypen abgestimmte Gewürzmischung oder Chutney steigern
- am Mittag sind Rohkost und Salat am besten verdaulich, sie sollten etwa ein Viertel der Mahlzeit betragen
- stark loderndes Agni kann zu Beginn des Essens durch süße Speisen besänftigt werden

Rezept: Couscous

Zutaten:

1/2 Tasse Couscous
1 EL Kreuzkümmel
1 EL Kokosöl
1 TL Koriander
1 TL Paprikapulver
1 TL Brühepulver
1 TL frischer Ingwer
Salz und Pfeffer
3 Frühlingszwiebeln
2 Möhren
1 Zucchini
1 Apfel
2 Handvoll Rosinen
1 Handvoll Minzblätter
1 Tasse Wasser
1 TL Zimt

Zubereitung:

1. Erhitzen Sie etwas Kokosöl in einer Pfanne und dünsten Sie die Gewürze der Zutatenliste darin an.
2. Anschließend geben Sie das präparierte und gewaschene Gemüse hinzu und lassen alles für etwa 5 Minuten anbraten.
3. Geben Sie nun den Couscous, den Apfel, die Brühpaste sowie eine Tasse Wasser hinzu.
4. Lassen Sie alle Zutaten aufkochen, nehmen Sie die Pfanne vom Herd und lassen Sie alles für rund 5-10 Minuten quellen.
5. Zum Schluss würzen Sie das Couscous-Gemüse mit Salz und Pfeffer und rühren die Minzblätter sowie die Rosinen unter.

Aus dem Blickwinkel des Ayurveda sollten am Abend vorzugsweise warme und gekochte Speisen verzehrt werden. Besonders gut verdaulich sind jetzt leichte Gerichte aus Getreide sowie Gemüse, wohingegen schwere, schleimige und kalte Gerichte zu den unverdaulichen Substanzen zählen. Sie blockieren die Zirkulationskanäle, stören die nächtliche Regeneration und belasten den Stoffwechsel. Hierzu zählen Lebensmittel wie Käse, Fleisch, Salat und Eis. Mit dem Untergang der Sonne erlischt auch das Agni, weshalb spätestens mit Einbruch der Dunkelheit die letzte Nahrung aufgenommen werden sollte. Idealerweise ist die Zeit der

Nahrungsaufnahme bereits drei Stunden vor dem Zubettgehen beendet, damit der Körper die aufgenommenen Speisen verstoffwechseln kann und keiner unnötigen Belastung ausgesetzt wird.

Goldene ayurvedische Regeln für das Abendessen

- keine schweren, schleimigen und kalten Mahlzeiten aufnehmen
- am besten vor dem Sonnenuntergang essen, noch besser: die letzte Mahlzeit mindestens drei Stunden vor dem Zubettgehen aufnehmen
- gekochtes, püriertes oder gebratenes Gemüse mit ein wenig Fett und leichten Gewürzen als ideales Abendmahl

Rezept: Vilepi (dicke Suppe aus Getreide)

Zutaten:
4 bis 5 Teile Wasser bzw. Kräuterabkochung
1 Teil Getreide nach Wahl

Zubereitung:
1. Geben Sie das Getreide ohne Fett in einen Topf und lassen Sie es unter ständigem Rühren leicht anrösten.
2. Geben Sie das Wasser hinzu und lassen Sie die Suppe so lange köcheln, bis das Getreide ganz weich geworden ist.

Um den Tag zu beenden, empfiehlt die Heilkunst des Ayurveda einen ruhigen Spaziergang an der frischen Luft und eine frühe Nachtruhe. Dadurch kann der Körper alle Nährstoffe, die er tagsüber aufgenommen hat, optimal verstoffwechseln und Körper und Geist können regenerieren. Am nächsten Morgen helfen warme Getränke und Gewürze, Stoffwechselabfallprodukte auszuscheiden, um somit Raum für neue Nährstoffe zu schaffen. Folgen wir der chronobiologischen Körperuhr der Heilkunst des Ayurveda und nehmen unsere Mahlzeiten zur richtigen Zeit ein, werden sowohl unser Körper als auch unsere Psyche es uns danken. Denn wir entlasten somit nicht nur unseren Stoffwechsel, sondern stärken auch unser Gleichgewicht des Tages und haben mehr Energie.

DEN KÖRPER ENTLASTEN: FASTEN

Die alte indische Heilkunst des Ayurveda betrachtet Gesundheit aus demselben Blickwinkel wie die Traditionelle Chinesische Medizin – als etwas, das sich herausbildet, wenn unsere Stoffwechselprozesse ungestört und balanciert ablaufen können und wir wieder in den Fluss kommen. Aus diesem Grund legt auch das Ayurveda nicht erst beim Auftreten einer Krankheit großen Wert darauf, den Körper zu entgiften und zu reinigen, sondern es setzt vielmehr auf eine Regelmäßigkeit der Entgiftungsdurchgänge. Demnach werden ayurvedische Entlastungs- und Entgiftungsansätze sowie sogenannte Ayurveda-Kuren vorbeugend durchgeführt und sind sogar im eigenen Zuhause wunderbar umzusetzen. Eine umfassende Ayurveda-Kur setzt sich aus den folgenden fünf Handlungen zusammen:

1. Therapeutisches Abführen
2. Therapeutisches Erbrechen
3. Einläufe
4. Anwendung von heilenden Substanzen in der Nase
5. Reinigung des Blutes sowie Aderlass

Dieses ausleitende Verfahren wird unter dem Terminus **Pancakarma** zusammengefasst und bezeichnet ein umfangreiches und komplexes Therapiesystem, zu dem weitere Maßnahmen sowohl zur Vorbereitung als auch zur Nachbereitung gehören, wie zum Beispiel ayurvedische Massagen mit Öl.

Genauso wie die ayurvedischen Prinzipien der Ernährung orientieren sich auch die Reinigungskuren des Ayurveda an der individuellen Konstitution sowie den aktuellen Störungen. Zudem müssen immer auch persönliche Widerstandskraft und Stärke berücksichtigt werden, da Ayurveda-Kuren relativ anstrengend sind.

Grundsätzlich ist eine Anleitung durch erfahrene Ayurveda-Therapierende unvermeidbar, da in den alten Texten der Heilkunst für jeden einzelnen Schritt der Ayurveda-Kur Verweise niedergeschrieben sind, wann sie am besten durchgeführt werden sollten und wann eher nicht. Eben genau hierin liegt auch der Unterschied zwischen umfangreichen Ayurveda-Kuren, bei denen ein individueller Behandlungsplan Anwendung findet, und simplen Wellnesskuren, die normalerweise einem festen Schema folgen. Auch wenn sich Pancakarma-Anwendungen nicht für die Selbstanwendung eignen, ist die gute Nachricht jedoch, dass sanfte ayurvedische Kuren von jedem von zu Hause aus durchgeführt werden können.

Durch ihre Erleichterungstherapie verfolgt das Ayurveda unterschiedliche Ziele. Auf der einen Seite wird das Verdauungsfeuer Agni gestärkt, um somit das Stoffwechselschlacken (Ama) zu entfernen. Auf der anderen Seite werden die sogenannten Srotas, die Zirkulationskanäle, geöffnet, damit der Zellstoffwechsel (Dhatvagni) mit frischer Bewegung versorgt wird.

Zur Entgiftung bzw. zur Entlastung schlägt die Heilkunst je nach Konstitutionstyp verschiedene Ayurveda-Kuren vor. Dabei gibt es sehr strenge Vorgehensweisen, so etwa für den Kapha-Typen, der lediglich Ingwertee, heißes Wasser und ein wenig Reisbrühe zu sich nehmen darf, oder aber weniger strenge Vorgaben, wie für die Vata- und Pitta-Typen, die Suppenkuren mit drei kleinen, jedoch warmen Speisen pro Tag durchlaufen. Entscheidend bei jeder Ayurveda-Kur ist, dass der Entgiftungsprozess nicht durch Aufregung oder Stress behindert wird und der Organismus die Möglichkeit bekommt, zur Ruhe zu kommen. Die Ayurveda-Kuren dauern normalerweise eine Woche und setzen sich aus Einleitungstag, drei reinigenden Tagen sowie drei aufbauenden Tagen zusammen. Dabei ist die Grundvoraussetzung für eine vitalisierende und effektive Ayurveda-Kur in Harmonie ein liebevoller Umgang, viel Ruhe und warme Bekleidung. Kranke sowie ältere Menschen sollten niemals eine Ayurveda-Kur durchführen, ohne vorher Rücksprache mit Ärzten oder Therapierenden zu halten.

Einleitungstag

Der einleitende Tag dient zur Vorbereitung auf die bevorstehende Ayurveda-Kur, denn er hilft, zur Ruhe zu kommen und den Körper auf die anstehende tiefe Reinigungsarbeit vorzubereiten. Dabei helfen stoffwechselanregende Aktivitäten, warme Massagen mit Öl und reinigende Maßnahmen am Morgen (zum Beispiel das Reinigen der Zunge), sich ideal auf die ersten Tage der Kur einzustimmen. Sie sollten zwar ausreichend Schlaf bekommen, jedoch nicht zu spät aufstehen und in den Tag starten. Beginnen Sie Ihren Morgen am besten mit reinigenden Maßnahmen und einem heißen Ingwertee. Anschließend können Meditation oder Yoga helfen, sowohl Körper als auch Geist zu harmonisieren. Auf jeden Fall sollten Sie den Einleitungstag dafür nutzen, sich auszuruhen und ausreichend zu trinken, da Sie so Ihr Kapha-Dosha erhöhen und gleichzeitig den Ausleitungsprozess behindern. Am Einleitungstag sollte Ihre Nahrung zudem aus Getreide, Gemüse und Khichari bestehen. Besonders gut eignen sich Linsen und gekochter Reis, der mittags mit Kürbis-, Rote-Bete- oder Fenchel-Gemüse serviert wird. Am Abend empfiehlt sich dann eine kräftige Gemüsesuppe. Um die Bekömmlichkeit Ihrer Mahlzeiten zu verbessern, können Sie diese gerne mit Gewürzen wie Koriander, Ingwer, Kreuzkümmel, Asa foetida (Teufelsdreck oder Stinkasant, zu finden im Internet und in Reformhäusern) oder herkömmlichem Salz verfeinern.

Rezept: Khichari für den Einleitungstag

Zutaten:

5 Tassen Wasser
1 Tasse weißer Basmatireis
1/2 Tasse gelbe Mungobohnen, gespalten
1 EL Zitronensaft
2 TL reines Ghee
1 TL Steinsalz
1/2 TL Koriandersamen
1/2 TL Kreuzkümmelsamen
1/2 TL Ajwan-Samen

Zubereitung:

1. Waschen Sie den Reis sowie die Mungobohnen gründlich und erhitzen Sie beides in einem Topf. Im Anschluss sowohl trocknen als auch leicht anrösten.
2. Geben Sie die Samen für einige Minuten bei niedriger Hitze zum Anrösten in eine kleine Pfanne und mörsern Sie diese anschließend klein.
3. Erhitzen Sie das Ghee und rösten Sie die Gewürze darin an.
4. Nun geben Sie die Reis-Mungobohnen-Mischung sowie das Wasser hinzu. Bringen Sie alles zum Kochen und lassen Sie es für etwa 30 Minuten köcheln.
5. Zum Schluss Salz sowie Zitronensaft hinzufügen und bei Bedarf erneut mit Gewürzen abschmecken.

Reinigungstage

Die Reinigungstage der sanften ayurvedischen Kur setzen sich in der Regel aus drei Tagen zusammen und markieren die Hauptphase des Entgiftens. Für den Organismus sind sie sehr anstrengend, weshalb Sie an diesen Tagen Zuhause bleiben und den Umgang mit anderen sowie Anstrengungen auf körperlicher und geistiger Ebene vermeiden sollten. Während der reinigenden Tage nehmen Sie lediglich flüssige und warme Substanzen zu sich.

Getränke werden grundsätzlich im Rhythmus einer halben Stunde aufgenommen. Dabei sind vor allem zeitliche Routinen hilfreich, damit Sie ausreichende Flüssigkeitsmengen zu sich nehmen. Wichtig ist, dass Sie Ihrem Körper ein Signal senden, wodurch er weiß, dass er mit dem Ausscheidungsprozess beginnen kann. Aus diesem Grund sollten Sie während der Reinigungstage Ihrer Verdauung viel Aufmerksamkeit schenken und diese, wenn nötig, mit einem Einlauf unterstützen.

Aufbautage

Für unseren sensiblen Stoffwechsel sind die sanften Aufbautage der ayurvedischen Entgiftungskur besonders wichtig, da sie für den langfristigen Erfolg der Kur ausschlaggebend sind. Die größte Herausforderung der Entgiftungskur liegt darin, während der aufbauenden Tage nicht zu viel zu essen, da wir den Magen sonst überladen und unser Verdauungssystem überfordern würden, wodurch die Neubildung des Hauptgewebes in der Folge zusammenbrechen würde. Für das Resultat der Ayurveda-Kur wäre das sehr kontraproduktiv.

Am ersten der drei Aufbautage dürfen Sie höchstens 1/4 Ihrer gewohnten Nahrungsmenge aufnehmen, was etwa einer halben Handvoll je Mahlzeit entspricht. Am zweiten der drei Aufbautage ist Ihr Körper dann in der Lage, bereits die doppelte Menge zu verdauen, was etwa der Hälfte Ihrer gewohnten Nahrungsmenge entspricht. Am letzten der drei Aufbautage sind dann bereits wieder 3/4 Ihrer gewohnten Nahrungsmengen für Sie verdaulich und verträglich.

Vor allem das sogenannte Khichari – das mit Linsen, Reis und Gemüse serviert wird – gilt in den Tagen des Aufbaus als optimale Heilkost. In Abhängigkeit Ihrer Konstitution können für das Gericht auch verschiedene Gemüsesorten sowie Hülsenfrüchte ausgewählt werden. Am verträglichsten sind Basmatireis, Rote Bete, Fenchel, Kürbis, Karotte und Mungo-Bohnen. Bei der Zubereitung müssen Sie lediglich darauf achten, etwas Fett, Zitronensaft und Salz hinzuzugeben, damit die Verträglichkeit der Hülsenfrüchte gewährleistet werden kann.

Darüber hinaus ist sanfte Bewegung während der Ayurveda-Kur ein hilfreicher Begleiter. Sie sollten Ihren Organismus jedoch in keinem Fall überlasten und sich stets warm halten. Dabei kann warmes Öl unterstützend sein, mit dem Sie sich selbst massieren und Ihre Poren öffnen können, wodurch ein starkes Wärmebedürfnis entsteht. Auf der anderen Seite sind Wind und Kälte kontraproduktiv und wirken störend.

Nach der Ayurveda-Kur

Wenn wir nach der Ayurveda-Kur genauso weitermachen wie davor, erzielt selbst die beste Kur keinen effektiven und nachhaltigen Effekt. Die Ayurveda-Kur bietet uns die tolle Möglichkeit, für unseren Körper ein neues Gefühl zu entwickeln, sodass wir ihn dadurch viel besser spüren können und wissen, was uns guttut und was vielleicht nicht. Dadurch, dass unsere Geschmacksnerven sensibler werden, fällt es uns zudem leichter, neue Schritte in Richtung gesunde Ernährung zu gehen.

Damit wir auch nach der Ayurveda-Kur gesund bleiben und uns wohlfühlen, sollten wir uns in erster Linie nicht immer zu viel vornehmen, sondern stattdessen mehr Zeit damit verbringen, um zu entspannen und unseren eigenen Rhythmus ins Gleichgewicht zu bringen. Dabei können uns einige Komponenten der Kur unterstützen, so zum Beispiel die regelmäßige Flüssigkeitszufuhr, das Meditieren sowie das Praktizieren von Yoga und Ölmassagen. Auch nach dem Entgiften sollten wir uns regelmäßig bewegen und uns hin und wieder einige Stunden gönnen, die wir nur für uns selbst nutzen.

Beim Essen ist es wichtig, auf den eigenen Sättigungspunkt zu achten, um den Körper nicht zu belasten, sondern vielmehr zu entlasten. Dabei spielt sicherlich die Reduktion des Fleisch- und Wurstkonsums eine entscheidende Rolle, denn diese Nahrungsmittel können ganz einfach durch leckere Hülsenfrüchte und Gemüsegerichte ersetzt werden, die wir bereits während der Entgiftungskur kennengelernt haben.

Darüber hinaus lohnt es sich, jede Woche einen Entlastungstag einzuplanen und sich auf eine kurze eintägige Kur zu begeben. Der Wesenszug des Ayurveda und somit auch jeder ayurvedischen Kur ist es, die eigene Lebensbalance zu unterstützen. Dieses Vorhaben geschieht immer ganz individuell und kann von Ihnen dadurch gefördert werden, indem Sie herausfinden, was Sie wirklich stärkt.

KRANKHEIT ÜBERLEBT NICHT IN EINEM BASISCHEN MILIEU: BASISCHE & SAURE ERNÄHRUNG

Der **Säure-Basen-Haushalt** ist ein sehr komplexes System zur Regulation des menschlichen Körpers. Primär ermöglicht er, dass der lebenswichtige pH-Wert unseres Blutes konstant gehalten wird. Darüber hinaus gewährleistet der Säure-Basen-Haushalt außerdem, dass der momentan notwendige pH-Wert in den verschiedenen Bereichen unseres Körpers vorherrscht. Denn Basen und Säuren sind weder gut noch schlecht. Das Entscheidende ist die Balance beider, wofür unterschiedliche körpereigene Komponenten des Säure-Basen-Haushaltes sorgen, welcher unter dem ständigen Einfluss unseres Lebensstils, unserer Ernährung sowie unterschiedlicher Erkrankungen steht. Basen und Säuren stehen im System des Säure-Basen-Haushaltes im Gleichgewicht. Dabei kann eines der beiden zwar zeitlich oder örtlich dominieren, steht mit dem anderen trotz dessen in Balance, denn Basen sind selbst in einer sauren Lösung vorhanden. Die Funktion des Säure-Basen-Haushaltes ist es nun, dieses Gleichgewicht aufrechtzuerhalten. Dafür muss er in verschiedenen Körperregionen unterschiedliche pH-Werte garantieren. Im Wesentlichen besteht seine wichtigste Aufgabe in der konstanten Aufrechterhaltung des Blut-pH-Wertes zwischen 7,35 und 7,45. Darüber hinaus ist der Säure-Basen-Haushalt jedoch auch dafür verantwortlich, die Balance von Säuren und Basen in bestimmten Regionen des Körpers so zu regulieren, dass sie bestens an entsprechende Forderungen angepasst sind.

Der pH-Wert ist ein Maß, das den basischen oder sauren Charakter von einer wässrigen Lösung angibt. Liegen viele Wasserstoff-Ionen innerhalb einer Lösung vor, ist die Lösung sauer und ihr pH-Wert klein. Grundsätzlich gilt der pH-Wert-Bereich von null bis sechs als sauer, sieben entspricht einem neutralen pH-Wert und der Bereich von acht bis vierzehn beschreibt einen basischen pH-Wert. Doch saure Lebensmittel schmecken nicht per se sauer. Die Zitrone ist zum Beispiel eines der basischsten Lebensmittel, obwohl sie einen sauren Geschmack hat. Damit wir bestimmen können, wie basisch oder sauer ein bestimmtes Lebensmittel im menschlichen Körper wirkt, nutzt man den sogenannten **PRAL-Wert**, der für *Potenzial renal acid load* steht. Der PRAL-Wert gibt pro 100 g Lebensmittel die potenzielle Säurebelastung für die Niere an. Sobald sein Wert negativ ist, hat ein Lebensmittel eine basische Wirkung. Spinat hat beispielsweise einen PRAL-Wert von -14 und gilt somit als basisch. Es bleibt jedoch umstritten, ob eine basenbetonte Ernährungsweise auf den Säure-Basen-Haushalt des Körpers tatsächlich eine Wirkung hat. Denn viele Forschende vertreten die Auffassung, dass sogenannte Puffersysteme im Körper genügen, um den Effekt von sowohl sauren als auch basischen Lebensmitteln abzupuffern. Ein Puffersystem ist hierbei ein Stoffgemisch, dessen eigener pH-Wert sich kaum ändert, wenn Basen oder Säuren hinzugegeben werden.

Basische Lebensmittel	Saure Lebensmittel
fast alle Obstsorten – z. B. Zitrone, Birne, Äpfel, Mango, Kirsche, Melonen, Ananas, Orangen, Bananen, Trockenfrüchte	vor allem tierische Lebensmittel – z. B. Fleisch- und Wurstwaren, Eier, Milch und Milchprodukte, Fisch und Meeresfrüchte
fast alle Gemüsesorten – z. B. Salat, Spinat, Paprika, Brokkoli, Tomaten, Spargel	Getreide – z. B. Nudeln, Brot
Kartoffeln	Kaffee, Limonade, Alkohol
Nüsse und Samen	Schwarztee, Grüntee, Früchtetee
Kräuter, Sprossen und Pilze – z. B. Dill, Pfefferminz, Schnittlauch, Brokkolisprossen, Champignons, Pfifferlinge	Zuckerhaltige Lebensmittel und Getränke – z. B. Süßigkeiten, Kekse, Kuchen, Softdrinks, Limonade
ungesüßte Kräutertees	stark verarbeitete Lebensmittel mit vielen Zusatzstoffen

Weitere PRAL-Werte können Sie berechnen unter: https://www.naehrwertrechner.de/

Da sich unsere heutige Ernährungsweise jedoch stark verändert hat und durch den verstärkten Verzehr von tierischen Produkten sowie verarbeitetem Essen hauptsächlich sauer ist, könnten Puffersysteme in der Folge nicht ausreichend sein, wodurch immer mehr Menschen übersäuern. Dabei bezieht sich diese Übersäuerung nicht auf das Blut, dessen pH-Wert stets bei 7,4 bleibt, sondern auf andere Körperbereiche, wie das Bindegewebe oder den Darm. Die Nahrung der basischen Ernährung setzt sich zu rund 80 Prozent aus basischen sowie zu rund 20 Prozent aus sauren Lebensmitteln zusammen, weshalb man sie auch als basenbetonte Ernährungsweise bezeichnen könnte. Dabei bezieht sich der Terminus basisch auf den Fakt, dass der Körper imstande ist, die Lebensmittel in Basen umzubauen. Sobald ein Lebensmittel eine Vielzahl an Mineralstoffen – wie Magnesium, Kalium und Kalzium – enthält, ist seine Wirkung basisch. Im Gegensatz dazu werden saure Lebensmittel sauer verstoffwechselt und weisen nur sehr wenige oder sogar keine Mineralstoffe auf. Nichtsdestotrotz gibt es aber auch sauer verstoffwechselte Lebensmittel, die auf unseren Körper einen guten Einfluss haben – so etwa Pseudogetreide. Hierzu zählen Hirse und Buchweizen. Auch Hülsenfrüchte wie Sojabohnen oder Linsen haben zwar eine saure Wirkung, trotz dessen aber einen guten Einfluss auf den Körper. Denn sowohl Hülsenfrüchten als auch Pseudogetreide wird ein gutes Säurebild zugeschrieben. Lebensmittel wie Salz und Öl gelten zudem als neutrale Lebensmittel.

Gesunde basische Lebensmittel wirken auf mehreren Ebenen und erfüllen dadurch die nachfolgenden Kriterien: Basische Lebensmittel sind arm an säurebildenden Aminosäuren, die, bei Überschuss, einfach abgebaut werden, wodurch Schwefelsäure entsteht. Auf der anderen Seite sind basische Lebensmittel reich an basischen Mineralien sowie Spurenelementen. Hierzu zählen etwa Magnesium, Eisen, Kalzium und Kalium. Zusätzlich regen sie die körpereigene Basenbildung an, indem sie dem Körper Stoffe liefern (unter anderem Bitterstoffe), die die körpereigene Bildung von Basen im Organismus ankurbeln. Bei ihrer Verstoffwechslung verschlacken sie jedoch nicht und hinterlassen dadurch auch keine sauren Stoffwechselrückstände, die als Schlacken bezeichnet werden.

Darüber hinaus sind in basischen Lebensmitteln wertvolle Pflanzenstoffe enthalten, die dem Körper nicht nur Vitalität schenken, sondern auch seinen ausleitenden Organen zu Hilfe kommen, das Immunsystem unterstützen sowie seine entgiftenden Organe fördern. Dadurch kann der Körper übermäßige Gifte, Säuren und Schlacken ganz eigenständig kompensieren und ausleiten, wodurch eine potenzielle Übersäuerung gemindert bzw. eine Übersäuerung verhindert wird. Zu diesen wertvollen Pflanzenstoffen gehören unter anderem Vitamine, Antioxidantien, Chlorophyll sowie sekundäre Pflanzenstoffe.

Außerdem sind basische Lebensmittel grundsätzlich sehr wasserreich, wodurch sie über einen hohen Wassergehalt verfügen. Dem Körper steht dadurch also immer ausreichend Flüssigkeit zur Verfügung, damit Schlacken über die Niere ausgeschieden werden können. Des Weiteren haben basische Lebensmittel eine entzündungshemmende Wirkung, weil sie einen hohen Antioxidantien- sowie Vitalstoffgehalt und die richtigen Fettsäuren haben.

Chronische Entzündungsprozesse sind oftmals der Anfang zahlreicher Erkrankungen, die zunächst vollkommen unbemerkt verlaufen. Da jene Entzündungsprozesse aber zu Säurebildung im Körper und zwangsläufig auch zur Übersäuerung führen, können basische Lebensmittel diese Übersäuerung zusätzlich verhindern bzw. lindern. Zuletzt stabilisieren basische Lebensmittel eine gesunde Darmflora, denn ein gesunder Darm ist die Grundvoraussetzung, um Säuren schneller ausleiten zu können.

Eine basenbetonte Ernährung bringt also viele gesundheitliche Vorteile mit sich. So hilft sie etwa, das Gleichgewicht des Säure-Basen-Haushalts aufrechtzuerhalten. Zahlreiche Forschungsergebnisse der vergangenen Jahre konnten zudem eine Vielzahl von positiven Effekten aufzeigen, die mit einer basischen Ernährungsweise einhergehen. Dabei wirkt sie sich vor allem auf die Nieren, die Haut, das Herz-Kreislauf-System, rheumatische Erkrankungen, den Knochenstoffwechsel sowie auf chronische Müdigkeit positiv aus.

Es lohnt sich also, vermehrt basische Lebensmittel in die eigene Ernährung zu integrieren, da wir dadurch ganz automatisch mehr Obst sowie Gemüse konsumieren. Schließlich sind sie wichtige Lieferanten von Vitaminen, Mineralien und Ballaststoffen.

ANZEICHEN VON ÜBERSÄUERUNG

Oftmals ist eine Übersäuerung Folge unserer heutigen Lebens- und Ernährungsweise. Immer mehr Menschen sind von einer Übersäuerung betroffen und wissen häufig gar nichts davon, sodass sie im Stillen vor sich hin leiden.

Vielen Beschwerden und Krankheiten liegt eine Übersäuerung zugrunde, die man anfangs überhaupt nicht spürt, meistens aber am Anfang jeden Leidensweges steht. Häufig versucht der menschliche Organismus über Jahrzehnte hinweg, die vorhandene Übersäuerung zu kompensieren, was ihm für eine gewisse Zeit auch gelingt. Wie lange er diesen Zustand jedoch kompensieren kann, ist immer vom individuellen Lebensstil, der persönlichen Konstitution sowie den eignen Reserven abhängig. Erst, wenn diese aufgebraucht sind, treten die ersten Symptome auf. Zu Beginn fühlen sich die meisten Menschen dabei nur etwas schlapp und energielos, sind müde und ihnen fehlt jeglicher Antrieb. Schleppend treten dann immer mehr Symptome und Leiden auf. Häufig greifen wir nun zu Medikamenten, die die bestehende Übersäuerung jedoch nur noch zusätzlich verstärken. Der Teufelskreis scheint ausweglos zu sein.

Doch was ist eine Übersäuerung eigentlich? Wie der Name es bereits vermuten lässt, handelt es sich dabei um zu viel Säure bzw. um zu wenige Basen, sodass der pH-Wert im Körper aus dem Gleichgewicht gerät. Im medizinischen Sinne bezeichnet man diesen Zustand als **Azidose**. Durch einen unausgeglichenen Säure-Basen-Haushalt kommt es in der Folge zu einer Beeinträchtigung unserer Gesundheit sowie unseres Wohlbefindens, da der Nährstofftransport sowie die Hormonaktivität beeinträchtigt werden.

Im menschlichen Organismus gibt es Regionen, die basisch sein müssen, um richtig funktionieren zu können – so etwa der Dünndarm, das Blut oder die Zwischenzellflüssigkeit. Im Gegensatz dazu gibt es aber auch Bereiche, die sauer sein müssen – wie zum Beispiel der Dickdarm oder das Scheidenmilieu. Damit das Gleichgewicht dieses Säure-Basen-Haushaltes aufrecht bleibt, gibt es im menschlichen Organismus unterschiedliche körpereigene Regelmechanismen – wie den Kreislauf, die Verdauung, die Hormonproduktion oder die Atmung. Diese Regelmechanismen sind nun stets bestrebt, im Körper einen gesunden pH-Wert aufrechtzuerhalten.

Wie bereits im vorherigen Kapitel erläutert, gibt der pH-Wert an, ob eine Flüssigkeit im Körper basisch oder sauer ist. Dabei deuten Werte zwischen acht und vierzehn auf eine Base und Werte unter sieben auf eine Säure hin.

Gelangen nun jedoch zu viele Säuren, durch äußere Umstände, in den Körper, müssen die körpereigenen Regelmechanismen auf Hochtouren arbeiten. Das führt dazu, dass sie irgendwann so überstrapaziert sind, dass sie die eintreffende Flut an Säuren nicht mehr bewerkstelligen können. Das ist der Moment, in dem die ersten Beschwerden auftreten.

Eine Übersäuerung entsteht primär durch die Ernährung, durch die zu viele säurebildende Lebensmittel aufgenommen werden. Dabei wird der pH-Wert durch zu viele tierische Produkte – wie Fleisch- und Wurstwaren, Milch und Milchprodukte oder Fisch – aus dem Gleichgewicht gebracht. Jedoch können auch Übermaße an Fertigprodukten, Back- und Teigwaren, Fast Food, der übermäßige Verzehr von Süßigkeiten, synthetische Zusatzstoffe oder der Konsum von zu viel Nikotin, Alkohol, Kaffee oder Softdrinks zu einer Übersäuerung führen. Darüber hinaus können aber auch übermäßiger Sport oder Ursachen auf der emotionalen Ebene – wie Ärger, Angst, Sorgen oder Stress – die Ursache für eine Übersäuerung sein und den Säure-Basen-Haushalt aus dem Gleichgewicht bringen. Eine Übersäuerung des Körpers kann sich dann durch die folgenden Symptome und Zeichen äußern:

- Kopfschmerzen, Migräne
- chronische Müdigkeit, Trägheit
- brüchige Nägel, Hautunreinheiten, fettige Haut, Zahnprobleme, Cellulite, Schuppen
- Neigung zu Übergewicht, Schwierigkeiten beim Gewichtsverlust
- Gallen-, Nieren- und Blasensteine, Osteoporose, Rheuma, Magen-Darm-Beschwerden, Arthrose, Arthritis
- Verengung der Blutgefäße, Bluthochdruck, Herzinfarkt, Schlaganfall
- Infektanfälligkeit, chronischer Schnupfen, ständig laufende Nase
- Muskelverspannungen

Die gute Nachricht ist jedoch, dass wir unseren Säure-Basen-Haushalt durch kleine Veränderungen unseres Lebensstils sowie durch eine basenbetonte Ernährung erneut ins Gleichgewicht bringen und die Beschwerden damit lindern bzw. sogar ganz auflösen können. Dafür sollte sich die basenbetonte Ernährung zu rund 70 bis 80 Prozent aus basischen Lebensmitteln zusammensetzen und zu rund 20 bis 30 Prozent aus guten säurebildenden Nahrungsmitteln bestehen. Hierzu zählen unter anderem:

- Getreide – wie Gerste, Roggen, Dinkel und Mais
- Pseudogetreide – wie Amaranth, Buchweizen und Quinoa
- Hülsenfrüchte
- Nüsse und Ölsamen

Darüber hinaus sollte eine hohe Flüssigkeitszufuhr bei einer basenbetonten Ernährung im Fokus stehen, wofür sich vor allem Zitronenwasser besonders gut eignet. Alkohol und Nikotin nehmen hingegen keinen Platz in der Ernährung ein. Außerdem sollte auf ausreichend qualitativen sowie quantitativen Schlaf geachtet werden. Gezielte Ruhe- und Entspannungsphasen während des Tages helfen zudem, Stress abzubauen, denn selbst emotionaler Stress kann eine Ursache für eine Übersäuerung sein. Um zur Ruhe zu kommen, bietet sich auch ein moderates Sportprogramm an, das aus Meditations- und Yogaübungen besteht. Des Weiteren empfehlen sich Basenbäder sowie Saunagänge und auch Schüßler-Salze helfen, den Säure-Basen-Haushalt wieder ins Gleichgewicht zu bringen. Weiterhin ist es ratsam, auf die eigene Kalzium- sowie Magnesiumversorgung zu achten. Gezielte Entgiftungsprozesse eignen sich zudem hervorragend, um einer Übersäuerung auf langer Sicht entgegenzuwirken, und sind oftmals der perfekte Einstieg in ein gesünderes Leben.

DOSHAGERECHTE ERNÄHRUNG

Die ayurvedischen Prinzipien der Ernährung setzen sich aus drei Säulen zusammen:

1. Die sechs Geschmacksrichtungen: süß, sauer, salzig, scharf, bitter und herb
2. Die richtige Lebensmittelkombination
3. Die heilenden Kräfte der Gewürze

Im Ayurveda gilt jede Mahlzeit als ausgewogen, die alle genannten sechs Geschmacksrichtungen enthält. Idealerweise sollten die Geschmacksrichtungen auch in der angegebenen Reihenfolge aufgenommen werden. Da die Heilkunst des Ayurveda die Nahrung als ein Heilmittel betrachtet, die für den Körper ein wichtiger Helfer in der Regulation von potenziellen Störungen ist, richten sich die ayurvedischen Prinzipien der Ernährung darüber hinaus jedoch auch nach der individuellen Konstitution eines Menschen und den damit verknüpften Störungen. Dadurch stellt die ayurvedische Ernährung eine typgerechte Ernährungsweise dar, die darauf abzielt, die Gesundheit zu erhalten und Störungen bzw. Krankheiten aktiv vorzubeugen.

Typgerechte Ernährung im Ayurveda für den Dosha-Typ Vata

Menschen mit einer Vata-Konstitution sollten am besten auf alle bitteren, herben sowie scharfen Speisen verzichten. Trockene sowie kalte Lebensmittel sollten Vata-Typen zumindest am Abend vermeiden. Während der Mahlzeiten ist es für diesen Konstitutionstypen wichtig, sich nicht durch den Fernseher oder ein Buch ablenken zu lassen, da ihre Verdauungstätigkeiten ansonsten blockiert werden könnten.

Für den Vata-Typen sind leicht verdauliche, warme sowie nahrhafte Gerichte mehrmals am Tag wichtig. Hierzu zählen unter anderem salzige, saure und süße Geschmäcker, die zum Beispiel durch gesunde Fette aus Samen oder aus Nüssen sowie aus Pflanzenölen und ayurvedischem Butterfett (Ghee, das man auch wunderbar selber herstellen kann) aufgenommen werden können. Außerdem benötigen Vata-Typen ausreichend warme Flüssigkeiten, um ihre Verdauungskraft anzuregen, ihren Kreislauf zu stabilisieren und ihre Hautfeuchtigkeit aufrechtzuerhalten.

Typgerechte Ernährung im Ayurveda für den Dosha-Typ Kapha

Menschen mit einer ausgeprägten Kapha-Konstitution benötigen herbe, bittere und scharfe Geschmäcker, um ihre Verdauungskraft anzuregen. Die richtige Gewürzwahl kann ihnen helfen, ihren Stoffwechsel ordentlich anzukurbeln. Auf der anderen Seite sollten Kapha-Typen auf salzige, saure und süße Speisen verzichten, weil diese das Kapha stärken. Außerdem binden salzige Speisen im Gewebe Wasser, was das Gewicht des Kapha-Typen erhöhen kann.

Bei Menschen mit einer Kapha-Konstitution ist in erster Linie die Kombination von leicht verdaulichen Lebensmitteln entscheidend. Dafür eignen sich warme Mahlzeiten, wie Suppen oder leckeres Wokgemüse, sowohl mittags als auch am Abend hervorragend, da sie den Stoffwechsel nicht unnötig belasten. Schlafeinheiten am Tag sowie Zwischenmahlzeiten sollten sie vermeiden, da ihre Neigung zu Übergewicht von allen drei Doshatypen am stärksten ausgeprägt ist. Außerdem sollten Kapha-Typen viel warmes Wasser trinken, das vorher abgekocht wurde, um ihren Entschlackungsprozess zu unterstützen. Zudem empfiehlt sich ein Fastentag pro Woche oder eine bis zwei Fastenkuren, die der Kapha-Typ im Jahr durchführt.

Typgerechte Ernährung im Ayurveda für den Dosha-Typ Pitta

Menschen mit einer Pitta-Konstitution sollten sowohl auf heiße Gerichte sowie Getränke als auch auf salzige, saure und scharfe Speisen verzichten. Durch zu hastige sowie heiße Mahlzeiten wird die Verschlackung gefördert, wodurch es in der Folge zu Akne kommen kann. Stattdessen sollten Pitta-Typen herbe, bittere und süße Lebensmittel in ihre Ernährung integrieren. Hierzu zählen unter anderem süße Obstsorten, leicht bittere Gemüsesorten und Teesorten mit einer kühlenden Wirkung, wie Melisse oder Pfefferminz.

Neben der typgerechten Ernährungsweise achtet das Ayurveda sehr auf die Verträglichkeit der Nahrungsmittel sowie auf die richtigen Gewürze, die für das Ayurveda besondere Eigenschaften haben. Unser Geschmackssinn ermöglicht es uns, mit den drei Doshas zu kommunizieren und diese zu regulieren. Menschen mit der Vata-Konstitution bevorzugen grundsätzlich wärmende und süße Gewürze, die eine beruhigende Wirkung haben – wie Kardamom, Zimt und Fenchel. Kapha-Typen sollten auf Knoblauch, Kreuzkümmel, Chili, Curryblätter und Pfeffer zurückgreifen und Pitta-Menschen orientieren sich vorzugsweise an harmonisierenden und kühlenden Gewürzen und Kräutern, die eine leicht bittere Note haben – wie Kurkuma, Fenchel, Dill, Safran oder Bockshornklee.

Durch die Zuordnung der Nahrungsmittel und Geschmacksrichtungen zu den drei Doshas können Lebensmittel ganz gezielt eingesetzt werden, um das Gleichgewicht der Doshas zu balancieren und Körper und Geist optimal zu nähren.

Alles kommt in Fluss: Warum Bewegung heilt

WARUM UNSERE WESTLICHE LEBENSWEISE UNNATÜRLICH IST

Nie zuvor in der Geschichte der Menschheit waren wir einer solchen schnelllebigen Zeit ausgesetzt wie heute. Unsere globalisierte Welt ist geprägt von ständig neuen Herausforderungen, Mobilität, Deadlines, Terminen, Idealen, dem Hang zu Perfektionismus und mächtiger Technologie. Immer wieder passen wir uns an die neuen Anforderungen unserer westlichen Lebensweise an und werden den neuen Ansprüchen gerecht. Dabei zeigen uns jedoch gerade die unzähligen und vielfältigen Krankheiten, dass unser Körper oftmals gar nicht hinterherkommt.

Immer häufiger plagen uns ständige Kopfschmerzen, Allergien, Rückenschmerzen oder wir haben mit Depressionen oder anderen Krankheiten zu kämpfen. Solche Zivilisationskrankheiten erklärt die Evolutionsmedizin damit, dass wir Menschen für das heutige moderne Leben gar nicht geschaffen sind bzw. dass sich unsere biologischen Grundlagen nicht schnell genug entwickeln können, um sich an den heutigen Lebensstil anzupassen. Nach der Auffassung der Evolutionsmedizin ist die Entwicklung der Zivilisation der Evolution damit viele Schritte voraus. Wissenschaftler sind sich einig, dass wir bei der Geburt sowohl auf körperlicher als auch auf geistiger Ebene mit den Menschen, die vor Jahrtausenden von Jahren gelebt haben, absolut vergleichbar sind. Der wesentliche Unterschied besteht nun jedoch darin, dass die Menschen früher nichts zu essen hatten, wenn sie nicht losgingen, um Tiere zu jagen oder Beeren zu sammeln. Die Menschen haben über Jahrtausende jeden Tag damit verbracht, körperlich aktiv zu sein. Irgendwann bildete sich dann der Bürojob heraus, wir fahren nur noch mit dem

Auto oder sitzen zu Hause auf der Couch. Die Folge davon ist nun, dass unser Körper heutzutage chronisch unterfordert ist.

Unsere Muskulatur wird schwächer und Schmerzen sowie Fehlhaltungen sind das Ergebnis der mangelnden Bewegung. Dabei leiden nicht nur unsere Füße, die in enge Schuhe gezwängt werden, oder unsere Augen, die tagtäglich damit beschäftigt sind, auf einen Bildschirm aus kurzer Distanz zu schauen, sondern auch unsere Lendenwirbel, die nicht zum Sitzen gedacht sind, sondern eigentlich unser aufrechtes Gehen erleichtern sollen. Doch auch unser Stoffwechsel braucht die Bewegung, um richtig ablaufen zu können. Denn werden unsere Muskeln nicht beansprucht, können diese folglich auch keinen Zucker mehr aus dem Blut aufnehmen, wodurch der Glukosespiegel innerhalb der Gefäße ansteigt. Die Bauchspeicheldrüse produziert nun, um den Glukosespiegel zu senken, große Mengen Insulin. Die Körperzellen werden nun jedoch insulinresistent, wodurch der Zuckerstoffwechsel ins Wanken gerät. Die Folge: Diabetes.

Der enge Zusammenhang zwischen Ernährung und Bewegung sollte jedem klar sein, denn wir benötigen beides, um gesund zu sein. Deshalb sollten wir unseren Lebensstil sowie unsere Verhaltensweisen grundlegend überdenken, denn eine nährstoffreiche und gesunde Ernährungsweise, Bewegung und seelische Gesundheit haben nicht nur einen entscheidenden Einfluss auf unseren Körper, sondern auch auf unseren Geist.

DOPAMINBOOSTER AUSDAUERTRAINING

Unter dem Terminus des Ausdauertrainings werden die Sportarten zusammengefasst, die insbesondere unser Herz-Kreislauf-System herausfordern. Auch wenn es viele unterschiedliche Formen des Ausdauertrainings gibt, zählen Laufen, Radfahren und Schwimmen sicherlich zu den klassischen Sportarten. Jedoch schließt der Begriff auch längere Sporteinheiten, wie etwa mit der Rudermaschine, dem Stepper oder dem Crosstrainer, mit ein. Wie intensiv eine Trainingseinheit dabei ist und wie viel Zeit sie in Anspruch nimmt, ist immer vom sportlichen Niveau sowie dem individuellen Ziel der Trainierenden abhängig.

Das Ausdauertraining bringt zweifellos eine Vielzahl von Vorteilen für Körper und Geist mit sich. So bewirkt der Dopaminbooster grundsätzlich erst einmal eine Verbesserung des Sauerstoffaufnahmevermögens, wodurch das Schlagvolumen unseres Herzens deutlich erhöht wird. In der Folge verbessert sich zudem die Fähigkeit der Sauerstoffaufnahme unserer Zellen. Dadurch werden unsere Gefäße viel besser durchblutet und unsere Zellen effizienter mit wichtigen Nährstoffen versorgt.

Regelmäßiges Ausdauertraining ökonomisiert also auf lange Sicht den Herzschlag. Das bedeutet, dass unser Herz mit jedem einzelnen seiner Schläge in der Lage ist, mehr Blut in den Umlauf zu bringen. Die Durchblutung unseres Körpers wird optimiert, was langfristig in höherer Vitalität, einem niedrigeren Cholesterinspiegel sowie einem gesteigerten Immunsystem zum Ausdruck kommt. Denn wenn wir regelmäßig Ausdauersport betreiben, kann unser Körper viel mehr natürliche Fresszellen bilden, die Viren, Bakterien und sogar Krebszellen angreifen. Unsere Infektanfälligkeit nimmt demnach stark ab.

Ein weiterer großer Vorteil des regelmäßigen Ausdauertrainings ist außerdem, dass durch die bessere Durchblutung aller Organe nicht nur das Qi ungehindert fließen kann und die Organe nach der Organuhr optimal funktionieren können, sondern auch das Risiko für Herzinfarkte sowie für Gefäßkrankheiten deutlich sinkt. Dadurch, dass sich unser Körper an die Belastungen anpasst, arbeitet unser Puls ruhiger, nachdem die Belastung vorbei ist. In der Regel haben Sportler aus diesem Grund auch einen niedrigeren Puls als Menschen, die keinen Sport betreiben.

Darüber hinaus erhöht regelmäßiges Ausdauertraining die Blutplasmamenge in unserem Körper, was den Transport von mehr Sauerstoff in die Zellen zur Folge hat. Zudem wird der Parasympathikus im Nervensystem angeregt, der sich auf unseren Gemütszustand positiv und stimulierend auswirkt. Im Blut erweitern sich außerdem unsere Glykogenspeicher, womit unseren Muskeln mehr Energie zur Verfügung steht und sie viel leistungsfähiger arbeiten können.

Des Weiteren verbessert sich die Enzymaktivität der Muskulatur, wodurch viel mehr Mitochondrien in den Muskelzellen vorhanden sind und die Stoffwechselaktivität somit zunimmt. Gleichzeitig steigt auch der Myoglobingehalt – der Speicher für den Sauerstoff – in den Muskelzellen an, weshalb bei intensiven Trainingseinheiten mehr Sauerstoff verfügbar ist. Nicht zu vergessen sind natürlich auch Bänder, Sehnen, Knorpel, Knochen und Gelenkkapseln, die alle durch regelmäßiges Ausdauertraining gestärkt und besser versorgt werden können. Aus den eben genannten Gründen nehmen Forschende an, dass regelmäßiges Ausdauertraining Osteoporose und, durch die Stabilisierung des Blutzuckerspiegels, sogar Diabetes entgegenwirken kann.

Ohne Zweifel wirkt sich Ausdauertraining auch positiv auf die Fettverbrennung aus, da vermehrt Fett für die Energieversorgung herangezogen wird und überschüssige Kilos einfach so vor sich hin schmelzen. Während des Trainings arbeitet unser Stoffwechsel auf Hochtouren und es kommt zu einer vermehrten Ausschüttung des Sättigungshormons Cholecystokinins.

Auch auf psychischer Ebene sind die Vorteile vom Ausdauertraining enorm. So kommt es zur Bildung der Gehirnbotenstoffe Dopamin, Serotonin sowie Noradrenalin, die alle eine stimulierende Wirkung haben und uns fröhlich und positiv stimmen. Durch regelmäßiges Ausdauertraining können jedoch auch Schlafstörungen abgebaut und Stress verringert werden, was nicht nur an den positiven Effekten auf unser Herz-Kreislauf-System liegt, sondern auch daran, dass man sich beim Sport ganz bewusst eine Auszeit vom alltäglichen Geschehen nimmt und sich ganz sich selbst zuwendet. Vor allem Sport in der freien Natur kann uns helfen, unseren Kopf zu befreien und den nötigen Abstand zum Alltag zu gewinnen. Aus diesem Grund wird Ausdauertraining immer auch mit emotionaler Stabilität, gesteigertem Optimismus, erhöhtem Selbstbewusstsein, gesellschaftlicher Offenheit sowie stärkerem Antrieb in Verbindung gebracht.

Für welche Art von Ausdauersport Sie sich dabei persönlich entscheiden, ist grundsätzlich egal. Um jedoch einen kleinen Überblick über wichtige Komponenten zu bekommen, soll Ihnen die nachfolgende Tabelle etwas helfen.

	Laufen	**Radfahren**	**Schwimmen**
Beanspruchte Muskulatur	Fokus liegt beim Training auf den Beinen, stärkt jedoch auch den Po, die Waden, die Arme, den Bauch und den Rücken	Fokus liegt beim Training verstärkt auf den Beinen und dem Po, trainiert jedoch auch die Arme, die Schultern und den Bauch	Fokus liegt beim Training auf dem gesamten Körper
Umsetzung im Alltag	ortsungebunden, überall durchführbar	benötigt mehr Zeit als das Laufen, gut in den Alltag integrierbar, flexibel, an vielen Orten umsetzbar	von allen drei Sportarten am wenigsten flexibel und am zeitintensivsten, Schwimmbad als Voraussetzung, Anfahrt sowie Öffnungszeiten
Verletzungsrisiko	gering	gering, jedoch Sturzgefahr und um die Gelenke zu entlasten, muss das Rad individuell eingestellt werden	gering
Kosten	gering/gar nicht, wenn Kleidung und Schuhe bereits vorhanden sind	relativ hoch, weil sich ein gutes Fahrrad, Kleidung und Helm summieren	mittel, weil Ausrüstungskosten zwar gering sind, sich der Eintritt jedoch relativ schnell summiert

Falls Ihnen keine der drei klassischen Ausdauertrainings zusagen sollte, gibt es darüber hinaus noch eine Reihe weiterer Übungen, die Sie auch ganz einfach zu Hause durchführen können. Hierzu zählen unter anderem:

- Seilspringen – nicht teuer, aber sehr effektiv
- Hampelmänner – kein Equipment notwendig, sehr simple Ausführung
- Burpees – Kombination aus Kniebeuge, Strecksprung sowie Liegestütz, sehr anspruchsvoll, aber auch sehr effektiv, kein Equipment notwendig
- Anfersen – kein Equipment notwendig, sehr simple Ausführung
- Kniehebellauf – kein Equipment notwendig, sehr simple Ausführung
- Schattenboxen – kein Equipment notwendig, sehr simple Ausführung

WIE YOGA DIE MERIDIANE DES KÖRPERS ÖFFNEN KANN

Das Wissen über das feinstoffliche Energiesystem, das sich in unserem Körper befindet, existiert schon seit mehreren Jahrtausenden. Von Yogis und Yoginis als **Nadis** bezeichnet, nennt die Traditionelle Chinesische Medizin diese Energiekanäle **Meridiane**. Dabei zieht sich das Meridiannetz durch unseren gesamten menschlichen Körper hindurch, wobei die Meridiane unsere Lebensenergie Qi hindurchleiten und somit nicht nur unsere Organe, sondern auch unsere Sinne, unser Gewebe und sogar unsere Psyche versorgen. Das Qi stellt dabei das Fundament unserer Lebendigkeit sowie Vitalität dar und ist die Lebenskraft, die in allem lebt, was ist. Im Yoga wird die Lebensenergie auch als **Prana** bezeichnet. Grundsätzlich gibt es zwölf Hauptmeridiane, von denen jeweils sechs in Yin und die anderen sechs in Yang unterteilt sind.

Zu den Yin-Organen zählen die Lunge, die Leber, die Niere, das Herz, der Herzbeutel sowie die Milz. Ihre Aufgabe ist es, reine Energien zu regulieren, zu transformieren und zu speichern.

Auf der anderen Seite beschäftigen sich die Organe, die dem Yang zugeordnet werden, mit unreinen Substanzen – etwa dem Urin, Abfallstoffen oder nicht verdauter Nahrung. Zu ihnen zählen der Magen, die Harnblase sowie die Gallenblase, der Dreifach-Erwärmer und der Dickdarm sowie der Dünndarm.

Dabei steht jedes Yin-Organ inklusive seines Meridians mit seinem komplementären Yang-Organ und dessen jeweiligem Meridian in unmittelbarer Beziehung.

So bilden jeweils die Meridiane

- von Milz und Magen,
- von Herz und Dünndarm,
- von Harnblase und Niere,
- von Gallenblase und Leber,
- von Dickdarm und Lunge sowie
- von Dreifach-Erwärmer und Herzbeutel

ein Meridianpaar.

Jedes Organpaar besitzt sowohl emotionale als auch physische sowie energetische Qualitäten, weswegen ein schwaches oder stockendes **Prana** nicht nur auf die Organfunktionen Auswirkungen hat, sondern auch auf unser geistiges Wohlbefinden.

Darüber hinaus gibt es noch zwei andere Hauptmeridiane, das **Lenkergefäß** bzw. das **Gouverneursgefäß** und das **Konzeptionsgefäß**, die jedoch nicht mit einem bestimmten Organ in Verbindung stehen. Sie sind sowohl für die Kontrolle der Yin- als auch der Yang-Energie des Körpers zuständig und laufen am Rumpf entlang. Das Konzeptionsgefäß steht dabei mit den sechs Yin-Organen in direkter Verbindung, wohingegen das Lenkergefäß über die sechs Yang-Organe wacht.

Damit die Lebensenergie nun in unserem Körper ungehindert fließen kann, müssen alle Funktionen des Körpers gesund und ungestört ablaufen können. Liegt eine Störung innerhalb der Energiebahnen vor, sind Krankheiten nicht weit entfernt. Doch wie können wir solche Energieblockaden auflösen und ihnen am besten sogar vorbeugen?

Hierfür helfen uns verschiedenste Heilmethoden, um die Energien im menschlichen Körper wieder auszugleichen, die Meridiane zu aktivieren und somit den Fluss des Qi wieder in seine elektromagnetischen Bahnen zu lenken. Hierzu zählen etwa die Akupressur, die Akupunktur, die Massagen der Meridiane sowie unterschiedliche Praktiken wie das Qigong, Thai Chi oder das Yoga. Sie alle helfen dabei, die Funktionen unserer einzelnen Organe zu optimieren und zu stärken und dadurch sowohl energetische als auch emotionale Blockaden aufzulösen. Jedoch haben auch verschiedene Meditationstechniken sowie yogische Atemübungen, die Pranayama genannt werden, positive Auswirkungen auf den Energiefluss in unserem Körper.

Sowohl Praktizierende als auch Forschende stimmen in der Annahme überein, dass unser Zustand im Inneren in direkter Beziehung zur Qualität unseres Energiekörpers steht. Aus diesem Grund spricht eine ausgeglichene Yoga-Praxis auch direkt unterschiedliche Aspekte von unterschiedlichen Praktiken an. So konzentrieren sie sich auf verschiedene Asanas (Körperhaltungen), um nicht nur die Meridiane, sondern auch den Blutkreislauf sowie die Muskulatur anzuregen und zu verbessern. Darüber hinaus beschäftigen sie sich verstärkt mit der bewussten Atmung zur Regulation des Nervensystems sowie der Beachtung des Geistes, damit wir ganz wir selbst sein können.

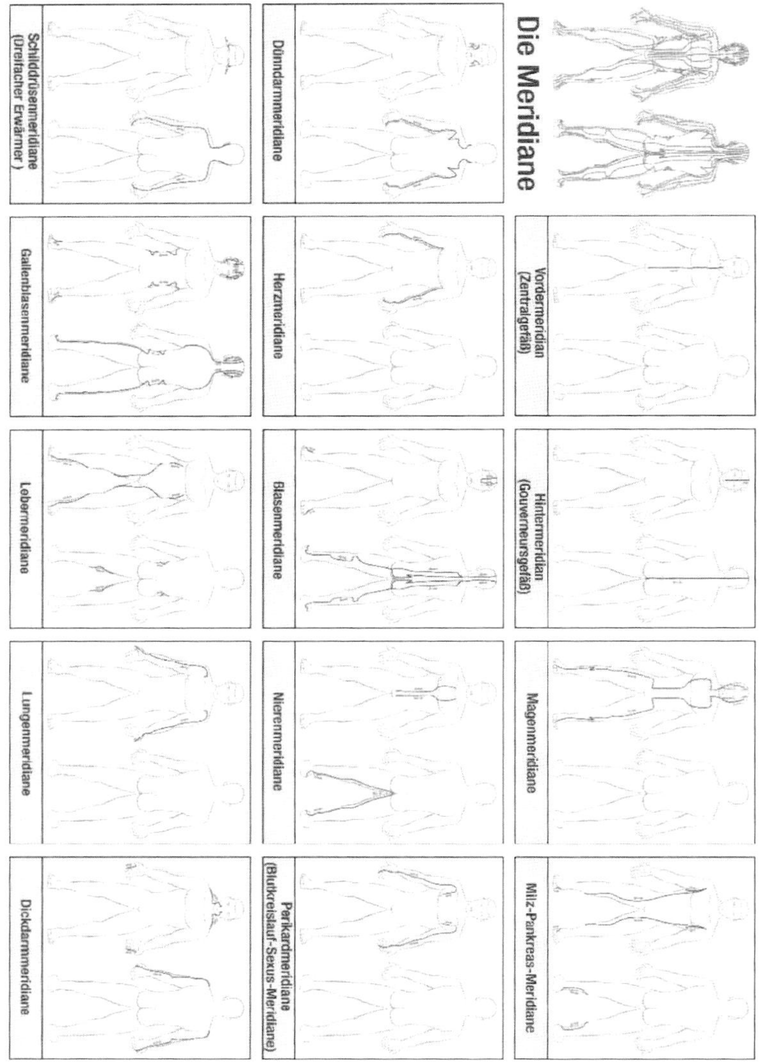
Die Meridiane
Vordermeridian (Zentralgefäß)
Hintermeridian (Gouverneursgefäß)
Magenmeridiane
Milz-Pankreas-Meridiane
Dünndarmmeridiane
Herzmeridiane
Blasenmeridiane
Nierenmeridiane
Perikardmeridiane (Blutkreislauf-Sexus-Meridiane)
Schilddrüsenmeridiane (Dreifacher Erwärmer)
Gallenblasenmeridiane
Lebermeridiane
Lungenmeridiane
Dickdarmmeridiane

Das **Yin Yoga** ist eine ganz tolle Praxis, um den Fluss der Lebensenergie innerhalb der Meridiane wieder in Einklang und in Harmonie zu bringen und den gestörten Prozess der Selbstheilung erneut anzuregen. Dabei ist das Yin Yoga ein ruhiger, meditativer Stil, bei dem die einzelnen Yogapositionen meistens im Sitzen oder im Liegen für mehrere Minuten gehalten werden. Da das Yin Yoga eine ganzheitliche Wirkung auf unseren Körper ausübt, bringt es sowohl den energetischen als auch den mentalen sowie den grobstofflichen Körper ins gemeinsame Gleichgewicht, wodurch emotionale sowie energetische Blockaden und Störungen aufgelöst werden können. Dadurch verhilft uns das Yin Yoga zu mehr Vitalität, Lebensfreude und letztendlich auch Gesundheit.

Durch das lange Halten der Asanas gelingt es uns, auf unsere Meridiane besonders viel Zug und Druck auszuüben und unseren Energiefluss somit zu harmonisieren. Sobald unsere Muskeln entspannt sind, können wir mit den Dehnbewegungen des Yin Yoga sogar unser Fasziengewebe erreichen, das sich wie eine Hülle um jedes Organ, jeden Knochen, jeden Muskel und sogar um jeden Nerv legt. Nach dem Wissen der Meridiantheorie findet sich vor allem im sehr feuchten Fasziengewebe ein hochempfindliches Energieleitsystem wieder.

Aus diesem Grund könnte man schlussfolgern, dass das Yin Yoga eine ähnliche Wirkung wie die Akupressurbehandlung hat. Bestimmte Haltungen des Yin Yoga wirken, je nach Verlauf der Meridiane, besonders stark auf bestimmte Organsysteme. Dadurch gelingt es uns, unseren individuellen Schwerpunkt bei der Yoga-Praxis zu setzen. Dadurch, dass jedoch alles mit allem verbunden ist, findet zwangsläufig immer auch eine harmonisierende Wirkung auf einer ganzheitlichen Ebene statt.

Die Positionen des Yin Yoga leiten sich dabei von den Positionen des klassischen Yogas ab. Aufgrund ihrer Passivität sowie ihrer individuellen Adaption auf den Körper haben einige Positionen unterschiedliche Namen. Aus diesem Grund finden sich im Yin Yoga auch viel weniger Asanas wieder als im klassischen Yoga, wobei sich jede ihrer Übungen auf die verschiedenen Meridiane auswirkt.

Prinzipiell ist das Yin Yoga ein Yogastil, der sehr einsteigerfreundlich ist und sich deshalb auch grundsätzlich für jeden Menschen eignet. Besonders für ältere Menschen sowie nach Krankheiten bzw. Unfällen ist der Yogastil, aufgrund seiner ruhigen und passiven Ausführung, empfehlenswert.

Sie können jedes der nachfolgenden Asanas an Ihren Körper sowie an Ihre individuellen Bedürfnisse und Präferenzen anpassen. Hierfür können Sie so viele Hilfsmittel verwenden, wie Sie benötigen. Besonders gut eignen sich Kissen und Decken.

Asana für den Verlauf von Magen- und Milzmeridian

Der Startpunkt des Magenmeridians findet sich neben der Nase. Anschließend verläuft er durch das Zwerchfell an der Beinvorderseite nach unten und endet im zweiten Zeh. Im Gegensatz dazu beginnt der Meridian der Milz an den großen Zehen und verläuft längs der Beininnenseiten nach oben neben dem Leberkanal. Bevor er an der Zungenwurzel endet, tritt er in der Leiste in den Körper ein. Auf den Magen- und Milzmeridian haben vor allem die Haltungen eine stimulierende Wirkung, die auf die Vorder- bzw. Innenseite der Beine Druck und Zug ausüben.

Asana: Drache

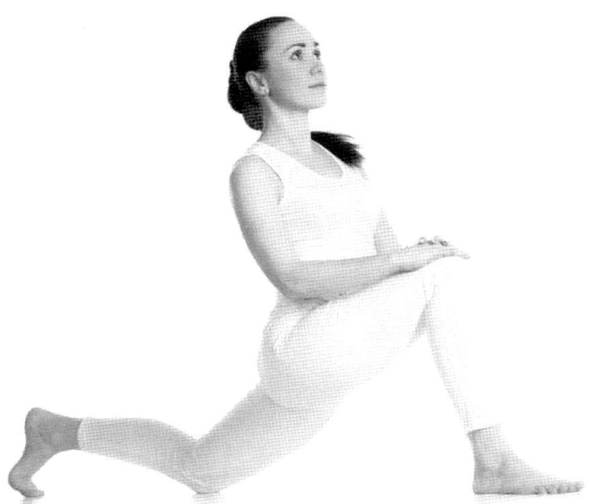

Der Drache ist eine klassische Haltung des Yin Yogas, die normalerweise für etwa drei bis fünf Minuten lang gehalten wird. Das Asana stellt ein Tor zur Schattenwelt der eigenen Psyche dar, wo eher schwere Emotionen auf einen warten. Es hilft uns, tiefe Anspannungen sowie Ängste aufzulösen und einen inneren Ausgleich zu finden. Außerdem ist das Drachen-Asana eine tolle Haltung, um den Magen- sowie den Milzmeridian zu stimulieren.

Durchführung:

Dafür kommen Sie zu Beginn der Übung in einen Vierfüßlerstand und positionieren einen beliebigen Fuß vorne zwischen Ihren beiden Händen. Ihr hinteres Knie heben Sie nun etwas an, bringen es ein kleines Stück weiter nach hinten und legen anschließend Ihren Fußspann bequem auf dem Boden ab. Legen Sie Ihre Hände auf Ihren Knien ab und richten Sie sich auf. Ihr Becken fließt dabei so weit nach vorne und unten, bis Sie in der vorderen Seite Ihres hinteren Oberschenkels eine leichte Stimulation spüren können.

Anschließend können Sie sich über den Druck Ihrer Hände langsam aufrichten und Ihren Fokus auf Ihren Hüftbeuger richten. In dieser Haltung verweilen Sie nun für etwa drei Minuten. Versuchen Sie dabei, mit jedem Atemzug weiter in diese entspannte Haltung zu sinken.

Zum Schluss bringen Sie Ihre Hände langsam zum Boden sowie Ihren vorderen Fuß wieder in die Ausgangsposition. Wenn Sie so weit sind, wechseln Sie die Seite.

Tipp: Gerne können Sie ein dünnes Kissen oder ein Handtuch als Hilfsmittel nutzen und unter Ihr Knie legen, um den Druck auf Ihrem Knie zu reduzieren und leichter entspannen zu können.

Asana für Harnblasen- und Nierenmeridian sowie Dreifach-Erwärmer-Meridian

Der Verlauf des Harnblasenmeridians beginnt an der Augeninnenseite und verläuft anschließend über die Stirn weiter bis in das Gehirn. Auf der gesamten Körperrückseite zieht er sich dann parallel der Wirbelsäule entlang und findet seinen Endpunkt in den kleinen Zehen. Im Gegensatz dazu verläuft der Nierenmeridian an der Beininnenseite nach oben und tritt in den Rumpf auf Höhe des Steißbeines ein. Dabei berührt er sowohl Blase als auch Niere und endet an der Zungenwurzel. Für den Harnblasen- und Nierenmeridian sowie für den Meridian des Dreifach-Erwärmers sind alle Asanas, die sowohl die Beininnenseiten als auch die Körpervorderseite oder -rückseite öffnen, hervorragend geeignet.

Asana: Sphinx

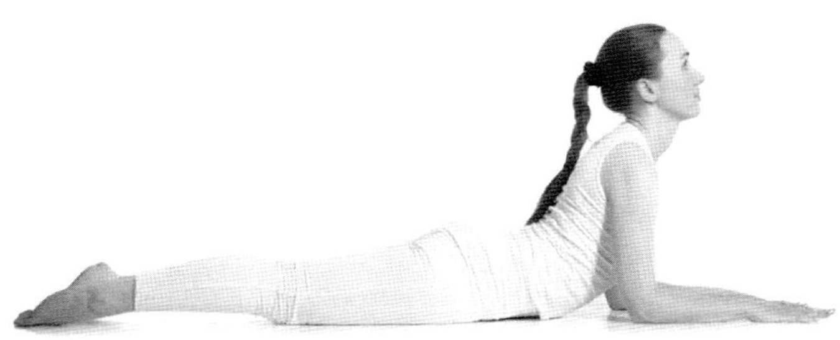

Das Sphinx-Asana hat eine befreiende sowie öffnende Wirkung, wodurch es Mut zu weitaus höheren Idealen spendet. Zudem befreit das Asana von Ängsten und spendet stattdessen Selbstvertrauen. Auf körperlicher Ebene dehnt es die gesamte vordere Seite des Körpers und kräftigt sowohl Rücken als auch Po. Außerdem ist die Sphinx eine tolle Haltung, um den Harnblasen- sowie den Nierenmeridian zu stimulieren.

Durchführung:

Kommen Sie zu Beginn der Übung in Bauchlage und positionieren Sie Ihre Ellbogen unterhalb Ihrer Schultern. Ihre Unterarme sind dabei auf dem Boden nach vorne ausgerichtet. Schließen Sie Ihre Beine und schieben Sie Ihr Schambein in den Boden. Anschließend richten Sie Ihren Oberkörper mit der nächsten Einatmung langsam und kontrolliert auf und halten diese Position für einige Atemzüge. Mit dem nächsten Ausatmen legen Sie Ihren Oberkörper nun wieder langsam ab und entspannen in der Bauchlage.

Asana für Gallenblasen- und Lebermeridian

Der Startpunkt des Gallenblasenmeridians findet sich am äußeren Augenwinkel wieder. Er verläuft an den Körperseiten längs Hüfte und der Beine und mündet im vierten Zeh. Im Gegensatz dazu verläuft der Meridian der Leber von den großen Zehen längs der Beininnenseite. Bevor er in den Augen endet, tritt er an der Leiste in den Rumpf ein. Für den Gallenblasen- und Lebermeridian eignen sich alle Haltungen, die zu einer Öffnung der Körperseiten oder eine nach außen gerichteten Rotation der Hüften führen.

Asana: Königstaube

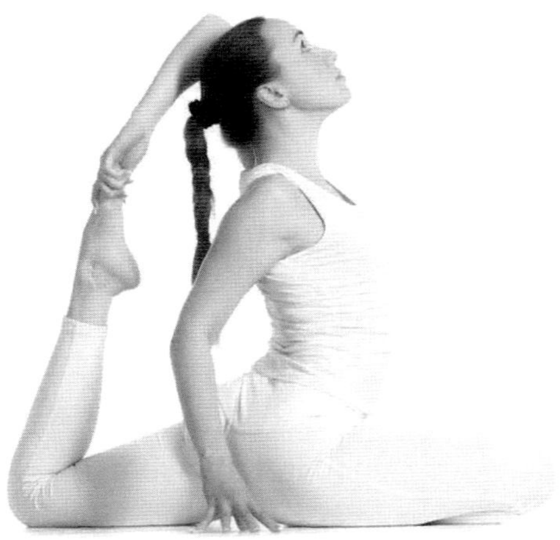

Das Asana der Königstaube fördert nicht nur unsere persönliche Stärke, sondern auch unsere Hingabe. Auf körperlicher Ebene sorgt dieses Asana für eine Öffnung unserer Hüfte und unseres Brustbereiches und legt damit den Schwerpunkt auf die Bereiche unseres Körpers, in denen wir oftmals unsere Gefühle speichern.

Durchführung:

Kommen Sie zu Beginn der Ausführung in einen Vierfüßlerstand und bringen Sie anschließend Ihr rechtes Knie nach vorne. Angewinkelt legen Sie Ihr Bein ab und strecken parallel dazu Ihr linkes Bein nach hinten aus. Ihren rechten Fuß dürfen Sie dabei gerne nahe neben Ihrer Hüfte platzieren oder ihn nach vorne bringen, sodass sich Ihr Schienbein parallel zur Stirnseite des Bodens befindet. Sie sollten unbedingt darauf achten, dass die Ausrichtung Ihrer Hüfte gerade ist und keiner Ihrer Hüftknochen nach vorne oder nach hinten geht. Sollte Ihre Hüfte in der Luft schweben, können Sie sich einfach ein Kissen unterlegen.

Nun stützen Sie sich mit Ihrer rechten Hand ab und umgreifen anschließend Ihren hinteren Fuß mit Ihrer linken Hand, wobei Sie Ihr linkes Bein dafür anwinkeln.

Wenn Sie weitergehen wollen, können Sie Ihren linken Fuß in Ihre Armbeuge bringen. Anschließend heben Sie Ihre rechte Hand vom Boden ab und umgreifen über Ihrem Kopf Ihre linke Hand. Möchten Sie noch tiefer in die Dehnung gehen, können Sie außerdem Ihren hinteren Fuß mit beiden Händen umfassen und ihn zu Ihrem Kopf führen.

Während des Haltens sollten Sie die Öffnung sowohl in der Hüfte als auch in der Brust genießen. Nach etwa drei Minuten kommen Sie dann langsam und konzentriert in die ursprüngliche Position zurück und wechseln die Seite.

Asana für den Verlauf von Lungen- und Dickdarmmeridian sowie Herz-, Herzbeutel- und Dünndarmmeridian

Alle vier Meridiane verlaufen entlang der Arme, wobei die Meridiane von Lunge und Herz an ihren entsprechenden Organen im Rumpf beginnen und längs der Arminnenseiten nach unten verlaufen. Der Lungenmeridian mündet dabei im Daumen und der Herzmeridian im kleinen Finger. Im Gegensatz dazu verlaufen die dazu komplementären Meridiane von Dick- und Dünndarm von den Fingern zu ihren jeweiligen Organen längs der Armaußenseiten. Sowohl für Lungen- und Dickdarmmeridian als auch für Herz-, Herzbeutel- sowie Dünndarmmeridian eignen sich all die Asanas, die entlang der Arme sowie der Schultern eine Dehnung erzielen.

Asana: schmelzendes Herz

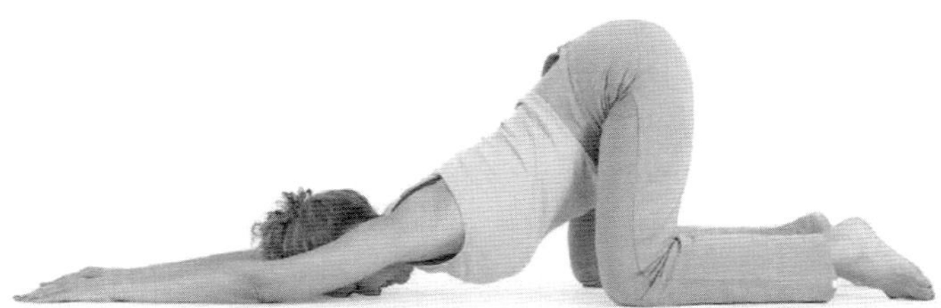

Das Asana „schmelzendes Herz" wird im Sanskrit als Anahatasana bezeichnet, was übersetzt in etwa „Haltung des Herzens" bedeutet. Sinkt man tief in dieses Asana hinein, fühlt es sich wirklich so an, als wenn das eigene Herz in den Boden sinken und hineinschmelzen würde. Die sanfte Rückenbeuge nimmt direkten Einfluss auf die Intensität der Öffnung des Herzens und regt dabei nicht nur die Durchblutung an, sondern öffnet auch den Schultergürtel, die Hüfte und weitet die Brust. Auf emotionaler Ebene beruhigt das Asana den Geist, baut Stress ab und hebt die Stimmung.

Durchführung:

Starten Sie erneut im Vierfüßlerstand und wandern Sie anschließend rund eine Unterarmlänge mit Ihren Händen nach vorne. Mit dem nächsten Ausatmen ziehen Sie Ihr Becken zurück über Ihre Knie und senken währenddessen Ihren Oberkörper ab, wobei Ihr Herz zum Boden sinkt. Ihr Kinn bzw. Ihre Stirn können Sie einfach ablegen, wobei Ihre Ellbogen den Boden jedoch nicht berühren. Mit jeder neuen Ausatmung drücken Sie Ihre Hände ein Stück weiter in den Boden und schieben Ihr Herz etwas näher in die Richtung des Bodens. Ihren Brustkorb bringen Sie so weit nach unten wie möglich. Sie sollten jedoch darauf achten, dass Ihr Gesäß parallel zu Ihren Knien bleibt.

Nun atmen Sie tief ein und halten diese Position für etwa drei Minuten. Anschließend bringen Sie Ihr Gesäß langsam und kontrolliert auf Ihre Fersen und lösen das Asana auf.

7 YOGA-POSEN FÜR EINEN HELLEN START IN DEN TAG

Sobald der Wecker am Morgen ertönt, schleppen sich die meisten von uns müde aus dem Bett. Gerade wurden wir noch aus einem schönen Traum gerissen und sollen nun positiv in einen neuen Tag starten? Klingt zwar widersprüchlich, ist jedoch durch einige wenige Minuten Yoga am Morgen möglich.

Herabschauender Hund

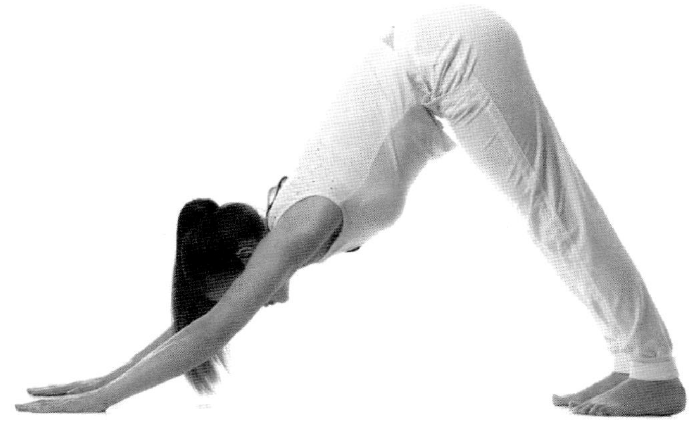

Der herabschauende Hund ist ein echter Klassiker unter den Asanas im Yoga, weil er wirklich vielschichtig ist. So dehnt er nicht nur den Rücken, die Schulter, den Nacken und die Oberschenkelrückseite, sondern löst gleichzeitig auch Verspannungen auf. Währenddessen sind sowohl die Beine als auch der Core-Bereich sowie die Arme aktiv. Trotzdem kann man sich zur selben Zeit hervorragend auf den eigenen Atem konzentrieren, wodurch das Asana die perfekte Kombination von Anspannung und Entspannung darstellt.

Durchführung:

Kommen Sie zu Beginn der Ausführung in den Liegestütz und pressen Sie Ihre Hände fest in den Boden. Nun schieben Sie Ihr Gesäß Richtung Decke und bringen dabei Ihre Fersen nach unten und nach hinten in die Richtung des Bodens. Falls Ihnen die Dehnung in der Rückseite Ihrer Beine zu intensiv sein sollte oder Sie ein unangenehmes Gefühl in Ihrem Rücken verspüren, können Sie Ihre Knie beugen. In jedem Fall sollten Sie darauf Acht geben, dass Sie Ihre Schultern entspannen. Das gelingt Ihnen, indem Sie sie weit von Ihren Ohren wegbringen und Ihre Schulterblätter bewusst auseinanderziehen. Auch Ihr Nacken ist entspannt, wobei Ihr Blick zwischen Ihre Füße wandert. Nun halten Sie diese Position für einen Moment und konzentrieren sich währenddessen vollkommen auf Ihren eigenen Atem.

Tipp: Versuchen Sie, Ihren Fokus vor allem auf Ihre Rumpfstreckung zu richten, und verteilen Sie Ihr Gewicht gleichermaßen auf Ihren Händen und Ihren Fingern, um eine Überlastung Ihrer Handgelenke zu vermeiden. Dafür pressen Sie Ihre Fingerkuppen ganz bewusst in den Boden.

Hoher Ausfallschritt

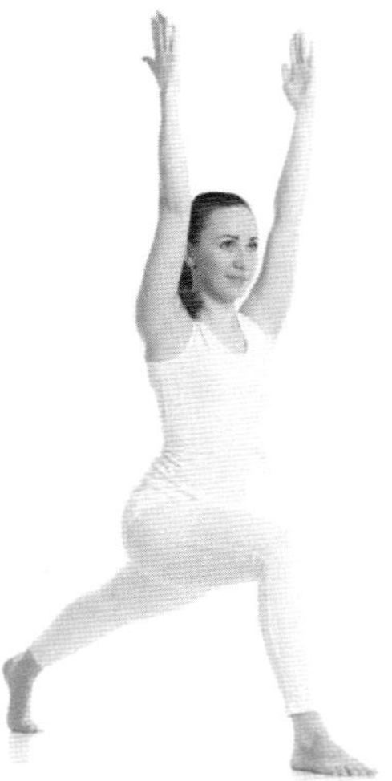

Der hohe Ausfallschritt ist keine Übung, die exklusiv dem Yoga zugehörig ist, denn sie taucht in den unterschiedlichsten Sportarten auf – und das aus gutem Grund: Das Asana hilft, den angespannten Oberschenkeln und Waden mehr Geschmeidigkeit und Weite zu schenken, und dehnt dabei zusätzlich noch Hüfte,

Gesäß und Bauch. Darüber hinaus stärkt es den Rücken, die Arme und die Schultern und verbessert das Gleichgewicht, lindert Ischias bedingte Schmerzen und löst Spannungen im Nacken und in den Schultern auf. Außerdem sorgt der hohe Ausfallschritt für einen Energieschub und neue Kraft, fördert die Konzentration und erhöht das Durchhaltevermögen, weshalb sich die Durchführung dieses Asanas perfekt eignet, um in den neuen Tag zu starten.

Durchführung:

Zu Beginn der Übung begeben Sie sich in den herabschauenden Hund. Anschließend gehen Sie mit Ihrem rechten Fuß einen Schritt nach vorne und stellen ihn sicher zwischen Ihren Händen auf, wobei sich Ihr Knie über Ihren Knöcheln befinden sollten. Währenddessen hebt sich die Ferse Ihres hinteren Fußes an. Ihr linkes Bein ist dabei gestreckt und Ihre Hände sind in den Boden gepresst. Zur Erweiterung der Übung heben Sie nun langsam und kontrolliert Ihren Oberkörper an und strecken Ihre Arme in Richtung der Decke. Atmen Sie einige Atemzüge tief ein und wechseln Sie anschließend die Seite.

Tipps: Falls Ihre Hände in der Ausgangsposition nicht bis ganz auf den Boden reichen sollten, können Sie gerne eine Unterlage darunter legen. Sollten Ihnen zudem die notwendige Stabilität und Balance fehlen, können Sie Ihren Core-Bereich durch einige Übungen stärken und das Asana zu Beginn mit Hilfe einer Wand üben.

Ausfallschritt mit Twist

Der Ausfallschritt mit Twist ist ein Asana, das sowohl Ihre Beine stärkt, Ihre Schultern öffnet und Ihre Rückenmuskulatur aktiviert als auch Ihren Gleichgewichtssinn fördert. Der Twist beansprucht darüber hinaus Ihre tiefen Bauchmuskeln.

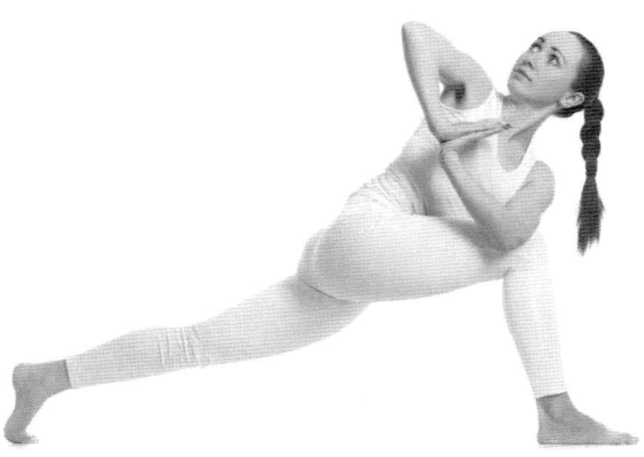

Durchführung:

Stellen Sie sich hüftbreit auf, machen Sie mit Ihrem rechten Bein einen großen Ausfallschritt nach vorne, stellen Sie Ihren Fuß auf und heben Sie die Ferse Ihres linken Fußes an. Dabei spannen Sie Ihr linkes Bein an und ziehen Ihre Kniescheibe zur gleichen Zeit nach oben, um auch Ihren Quadrizeps zu aktivieren. Das Knie Ihres vorderen Beines sollte einen Winkel von etwa 90 Grad bilden, wobei Ihr Knie oberhalb Ihres Fußgelenkes positioniert sein sollte. Nun beugen Sie Ihren Oberkörper kontrolliert ein Stück nach vorne und drehen ihn anschließend nach rechts ein. Währenddessen bringen Sie Ihren linken Ellenbogen auf die äußere Seite Ihres rechten Knies. Führen Sie Ihre Hände vor Ihrer Brust zusammen und drücken Sie mit Ihrem Ellenbogen gegen Ihren Oberschenkel. Halten Sie das Asana für einige Atemzüge und wechseln Sie anschließend die Seite.

Tipp: Falls Sie Schwierigkeiten mit Ihrem Gleichgewicht haben sollten, können Sie Ihr hinteres Knie einfach am Boden absetzen.

Heraufschauender Hund

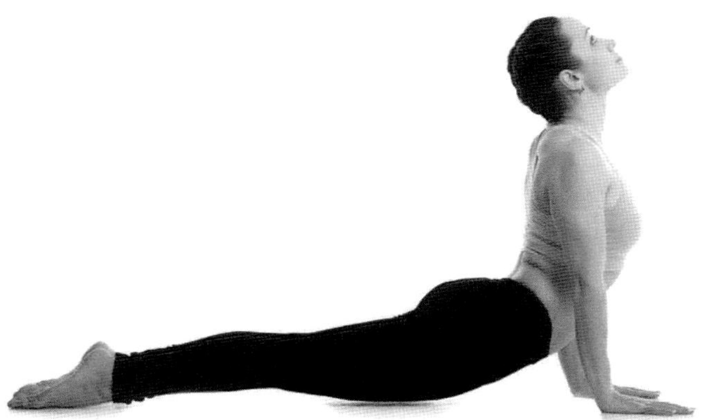

Der heraufschauende Hund bildet das Gegenstück zum herabschauenden Hund. Das Asana des heraufschauenden Hundes dehnt den Brustkorb jedoch noch intensiver als sein Gegenstück und stärkt zudem, durch das Anheben der Beine, die Muskulatur. Darüber hinaus bringt der heraufschauende Hund weitere körperliche Effekte mit sich – so etwa die Dehnung der gesamten vorderen Körperseite sowie die Kräftigung vom Rückenstrecker. Außerdem aktiviert das Asana die Lungentätigkeit und stimuliert die Organe im Bauch. Auf energetischer Ebene sorgt das Asana durch seine aktivierende Wirkung für einen wachen und erfrischten Geist.

Durchführung:

Beginnen Sie die Übung in Bauchlage und strecken Sie dabei Wirbelsäule und Beine, sodass Sie Ihren gesamten Core-Bereich aktivieren. Ihre Handflächen legen Sie neben Ihrem Brustkorb auf dem Boden ab, wobei Ihre Ellbogen eng am Körper anliegen. Mit dem nächsten Einatmen drücken Sie Ihre Hände fest in den Boden und atmen aus. Bei der nächsten Einatmung strecken Sie dann Ihre Arme und heben dabei sowohl Ihren Oberkörper als auch Ihre Beine inklusive der Knie vom Boden aus an. Währenddessen pressen Sie Ihren Fußspann in den Boden, ziehen Ihr Steißbein in die Richtung von Ihrem Schambein und Ihr Schambein in die Richtung Ihres Bauchnabels. Ihr Bauch ist fest und hängt nicht durch. Ihre Beinmuskeln sind aktiviert, Ihre Schulterblätter nach hinten zueinander gezogen und Ihr Nacken lang, sodass Ihr Kopf in Richtung der Decke streckt. Nun atmen Sie entspannt und ganz tief weiter und bringen Ihr Gesäß nach oben, um in den herabschauenden Hund zu wechseln.

Tipp: Sollte es Ihnen schwerfallen, Ihre Beine auf dem Boden abzulegen, können Sie zu Beginn eine Decke unterlegen. Außerdem sollten Sie darauf achten, dass Ihr Rücken fest und gerade bleibt und dass Sie Ihre Schultern nicht in die Richtung Ihrer Ohren ziehen.

Standwaage

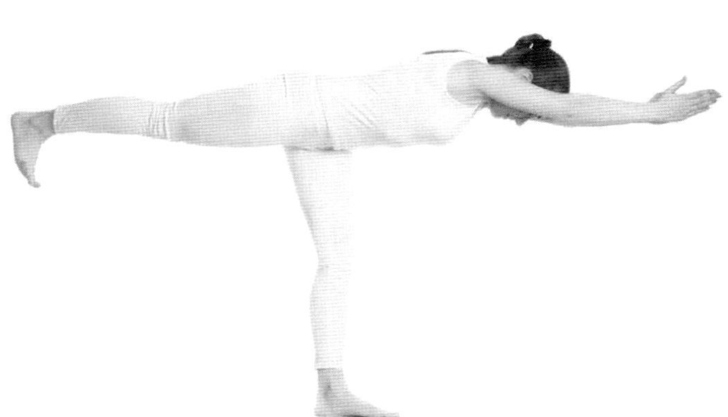

Auch die Standwaage zählt zu den beliebtesten kräftigenden Asanas. Sie schult nicht nur das Koordinationsvermögen, sondern auch die Körperbeherrschung, stärkt die innere Mitte und wirkt sich positiv auf das Nervensystem aus. Auf energetischer Ebene harmonisiert die Standwaage die Energien beider Körperhälften und sorgt dafür, dass die Lebensenergie ungehindert fließen kann. Darüber hinaus fördert sie die Fähigkeit, gute Entscheidungen treffen zu können, und optimiert sowohl die Konzentration als auch die Willenskraft.

Durchführung:

Stellen Sie sich hierfür hüftbreit auf und strecken Sie Ihre Arme nach oben. Langsam und kontrolliert beugen Sie nun Ihren Oberkörper nach vorne, währenddessen Sie zur gleichen Zeit Ihr gestrecktes rechtes Bein anheben. Oberkörper und Bein bilden dabei eine Linie, sodass Ihre Hüfte parallel zum Boden ausgerichtet ist. Schieben Sie Ihre Ferse nach hinten weg. Spannen Sie Ihre Zehen an und ziehen Sie diese zu Ihrem Körper. Nun halten Sie die Position für einige Atemzüge und wechseln anschließend die Seite.

Tipps: Achten Sie darauf, die Spannung in Ihrem Körper während der gesamten Durchführung aufrecht zu halten. Ihr Rücken sollte dabei gerade bleiben und Wirbelsäule sowie Halswirbel sollten eine Linie bilden. Strecken Sie Ihre Arme sowie Ihre Beine nicht vollständig durch, um Ihre Gelenke nicht unnötig zu belasten.

Hocke

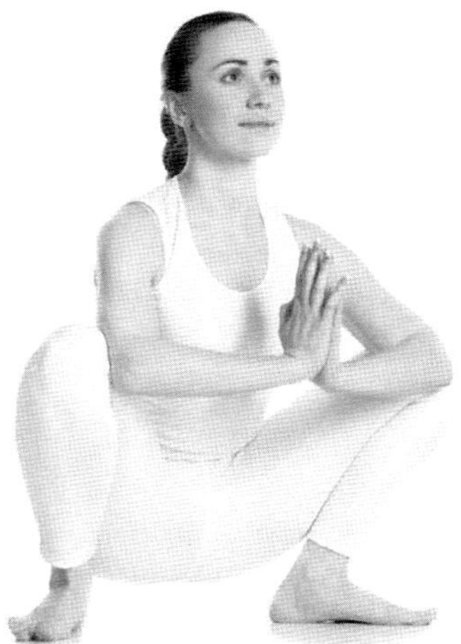

Die Hocke zählt zu den klassischen Übungen des Yin Yogas und eignet sich für jede Altersklasse. Durch das Asana werden die Fußgelenke gekräftigt, die Hüfte geöffnet und der untere Rücken entspannt. Außerdem hat die Hocke eine lindernde Wirkung bei menstrualen Beschwerden und eignet sich darüber hinaus hervorragend bei der Geburtsvorbereitung.

Durchführung:

Begeben Sie sich zu Beginn der Übung in eine hockende Stellung, wobei Sie Ihre Füße breiter als hüftbreit aufstellen, Ihre Knie nach außen drücken und Ihre Zehenspitzen nach außen rotieren. Bringen Sie nun Ihre Hände vor Ihrem Brustkorb zusammen, sodass Sie Ihre Knie, mit Hilfe Ihrer Oberarme und Ihrer Ellbogen, noch weiter auseinanderbringen können. Öffnen Sie jetzt Ihren Brustkorb, indem Sie Ihren Oberkörper aufrichten. Währenddessen atmen Sie tief ein und wieder aus. Nun halten Sie die Position für einige Atemzüge.

Tipp: Falls es Ihnen schwerfallen sollte, die Hockstellung einzunehmen, können Sie gerne eine Decke unter Ihre Fersen legen, um diese etwas zu erhöhen.

Kind

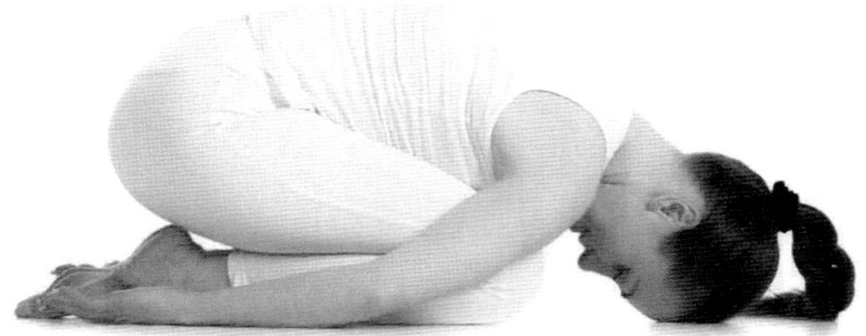

Die Kindspose ist eine wunderbare Haltung, um die Wahrnehmung des Körpers zu verbessern. Dadurch, dass sich bei der Ausführung von diesem Asana die Wirbelsäule in einer Krümmung befindet, wird der komplette Rücken wundervoll entlastet, was sowohl auf unseren Körper als auch auf unser Gemüt eine sehr beruhigende Wirkung hat.

Durchführung:

Zu Beginn der Übung setzen Sie sich ganz bequem auf Ihre Fersen, wobei sich Ihre beiden Beine berühren. Nun legen Sie Ihren Bauch auf Ihren Oberschenkeln ab und Ihre Stirn wandert sanft zum Boden, wobei genau die Stelle zwischen Ihren Augenbrauen am Boden aufliegt. Ihre Arme positionieren Sie entweder seitlich neben Ihrem Körper, sodass sie nach hinten zeigen, oder Sie strecken sie über Ihren Kopf nach vorne aus. Sollte sich diese Haltung für Sie unangenehm oder beengend anfühlen, bringen Sie Ihre Knie hüftbreit auseinander. Verweilen Sie nun für einige Atemzüge in dieser Position, wobei Sie in Ihren unteren Rücken einatmen und seine sanfte nach außen gerichtete Wölbung spüren können.

Tipp: Falls Sie unter Schmerzen im Knie leiden, können Sie sich einfach eine Decke unterlegen, um Raum für Ihre Kniegelenke zu schaffen. Sollte Ihr Becken nicht auf Ihren Fersen aufliegen können, können Sie sich auch hierbei ein kleines Polster nehmen. Sollte es für Sie ebenfalls nicht möglich sein, Ihren Kopf bis auf den Boden zu bringen, können Sie auch hier wieder ein Polster zur Hilfe nehmen.

Sonne, Licht, Luft & Liebe

WARUM & WIE WIR VITAMIN D SUPPLEMENTIEREN SOLLTEN

Der übergeordnete Terminus **Vitamin D**, fachsprachlich **Calciferole**, umschreibt eine Gruppe fettlöslicher Vitamine, zu deren wichtigsten Formen das Vitamin D2, auch Ergocalciferol genannt, und das Vitamin D3, auch als Cholecalciferol bezeichnet, gehören. Die wohl bekannteste Aufgabe des Vitamin D ist seine Beteiligung am Knochenstoffwechsel sowie die Förderung der Calciumresorption und der Phosphatresorption aus dem Darm und ihrer Montage in die Knochen. Damit kommt dem Vitamin D eine ganz wesentliche Rolle bei der Mineralisierung der Knochen zu.

Des Weiteren ist das fettlösliche Vitamin an der Steuerung unzähliger Gene sowie an einer Vielzahl weiterer Vorgänge im Stoffwechsel und bei der Proteinherstellung beteiligt. Daraus entwickelte sich in den vergangenen Jahren die Annahme, dass zwischen der Versorgung mit Vitamin D und chronischen Krankheiten ein Zusammenhang bestehe, wodurch es zeitgleich eine Möglichkeit für neue Präventionsmaßnahmen geben könnte. Bislang konnten in Beobachtungsstudien aber keine Belege für kausale Beziehungen zwischen der Vitamin-D-Versorgung und Diabetes mellitus Typ 2, kardiovaskulären Erkrankungen, Bluthochdruck sowie Krebskrankheiten gefunden werden.

Mit der Unterstützung von UV-B-Strahlung bildet unsere Haut grundsätzlich rund 80 % bis 90 % des Vitamins selbst heraus. Hierfür ist in jedem Fall ein Aufenthalt im Freien notwendig, wohingegen helle Räume nicht ausreichend sind, weil die UV-B-Anteile, die sich im Sonnenlicht befinden, nicht durch Fensterscheiben durchdringen können. Darüber hinaus trägt auch unsere Ernährung, wenn auch nur zu einem geringen Anteil von etwa 10 % bis 20 %, zu unserer Vitamin-D-Versorgung bei. Die Ursache dafür ist, dass sich nur in relativ wenigen Nahrungsmitteln ein repräsentatives Quantum an Vitamin D befindet. Hierzu zählen zum Beispiel Eier, fetter Seefisch, Speisepilze und einige Innereien, die von der deutschen Bevölkerung jedoch nur selten konsumiert wird. Daneben besteht natürlich die Möglichkeit, Vitamin D in Form von Nahrungsergänzungsmitteln (Supplementen) zuzuführen.

Dadurch, dass der Körper das Vitamin D in Eigensynthese bildet, benötigt er UV-B-Strahlung der Wellenlänge 290 nm bis 315 nm. Solche Mengen an UV-B-Strahlung kommen das gesamte Jahr über jedoch nur in den Regionen vor, die unterhalb des 35. Breitengrades liegen (zum Beispiel Ecuador, Costa Rica und Gambia). In Regionen, die in höher gelegenen Breiten liegen (zum Beispiel Grönland, Island und Kanada), nehmen Dauer und Intensität der Strahlungen ab, wodurch die Bildung des Vitamin D dort von der Jahreszeit abhängig ist. Deutschland liegt zwischen dem 47. und dem 55. Breitengrad, weshalb diese Abhängigkeit auch auf uns zutrifft.

Die körpereigene Vitamin-D-Bildung ist bei uns im Freien etwa von März bis Oktober möglich. Während dieses Zeitraumes kann unser Körper jedoch nicht nur seinen Bedarf decken, sondern auch weitere Vitamin-D-Reserven im Muskel- sowie Fettgewebe speichern und auf diese in der kalten Jahreszeit zurückgreifen. Aufgrund von äußeren Bedingungen, etwa klimatische Gegebenheiten und starker Bewölkung im Sommer, kann der Aufbau des Vitamin-D-Speichers aber auch erschwert werden, wodurch der Vitamin-D-Spiegel im Körper niedrig bleibt. Neben den Witterungsverhältnissen spielen noch weitere Faktoren – wie der Ozongehalt in der Luft, die Dauer des Sonnenscheins, die Verschmutzung in der Luft sowie die Höhenlage – eine wichtige Rolle. Doch auch individuelle Komponenten können den Aufbau eines ausreichenden Vitamin-D-Speichers erschweren. Hierzu zählen etwa das Alter, das Gewicht, die Hautfarbe sowie die Einflussnahme vom modernen Leben. Besonders ins Gewicht fallen dabei die steigende Aktivitätsabnahme in der Natur und das zunehmende Verweilen in Innenräumen. Darüber hinaus nehmen auch gewisse Bekleidungsgewohnheiten, unter anderem das vollständige Eindecken des Körpers aufgrund von religiösen oder kulturellen Hintergründen, sowie unser Sonnenschutzverhalten Einfluss auf unseren Vitamin-D-Speicher. Zudem ist es schwierig, den menschlichen Körper mit ausreichenden Mengen an Vitamin D zu versorgen, da, wie bereits erwähnt, nur wenige Lebensmittel eine nennenswerte Quantität des Vitamins enthalten. Zuletzt können sicherlich auch chronische Krankheiten – wie Leber-, Darm,- Nieren- oder Magenerkrankungen – sowie unterschiedliche Medikamente zu einem Mangel an Vitamin D führen bzw. dem Vitamin-D-Stoffwechsel schaden.

Übersicht der Auswirkungen von Vitamin-D-Mangel

- Folgen für die Knochengesundheit
- Entkalkung, mit der letzten Endes eine Erweichung der Knochen einhergeht -> dadurch Schmerzen in den Knochen sowie Verformungen der tragenden Knochen
- dies kann bei Säuglingen sowie Kindern zu Rachitis führen -> schwere Störungen des Knochenwachstums und damit einhergehende Verformungen des Skeletts
- erhöhte Infektanfälligkeit
- verringerter Muskeltonus sowie verminderte Kraft in der Muskulatur -> dadurch Osteomalazie
- Osteoporose

Doch wie bestimmt man eigentlich den Vitamin-D-Status?Den Status des Vitamin D bestimmt man, indem das sogenannte 25-Hydroxyvitamin-D, Kurzform: **25 (OH)D**, im Blutserum gemessen wird. Das 25 (OH)D ist ein Vorgänger vom aktiven Vitamin D, welches sowohl in der Einheit nmol/l als auch in der Einheit ng/ml angegeben werden kann. Um die Serumwerte des 25 (OH)D zu beurteilen, werden unterschiedliche Referenzwerte herangezogen. Hierfür nutzt das Robert-Koch-Institut (RKI) beispielsweise die Klassifikation des US-amerikanischen Institute of Medicine (IOM), welches häufig internationale Anwendung findet und sich auf die Gesundheit der Knochen bezieht. Es teilt die Serumwerte von 25 (OH)D wie folgt ein:

25 (OH)D in Einheit nmol/l	25 (OH)D in Einheit ng/ml	Bedeutung
< 30	< 12	Versorgung mit Vitamin D ist mangelhaft erhöhtes Risiko für Krankheiten – etwa Osteoporose, Osteomalazie, Rachitis
30 bis < 50	12 bis < 20	Versorgung mit Vitamin D ist suboptimal mögliche Konsequenzen für die Gesundheit der Knochen
50 bis < 75	20 bis < 30	Versorgung mit Vitamin D ist ausreichend bezüglich der Gesundheit der Knochen
75 bis < 125	30 bis < 50	Versorgung mit Vitamin D ist ausreichend bezüglich der Gesundheit der Knochen, ohne dass weitere zusätzliche Nutzen für die Gesundheit entstehen
> oder = 125	> oder = 50	eventuelle Überversorgung mit Vitamin D kann negative gesundheitliche Auswirkungen auf den Körper haben – unter anderem Nierensteine oder Hyperkalzämien, die sich zu Störungen des Herzrhythmus entwickeln

Von einem Vitamin-D-Mangel spricht man demnach, wenn der 25(OH)D-Wert unter dreißig Nanomol pro Liter bzw. unter zwölf Nanogramm pro Milliliter liegt. Ein Wert von etwa 50 Nanomol pro Liter gilt laut mehreren Quellen als optimaler Richtwert.

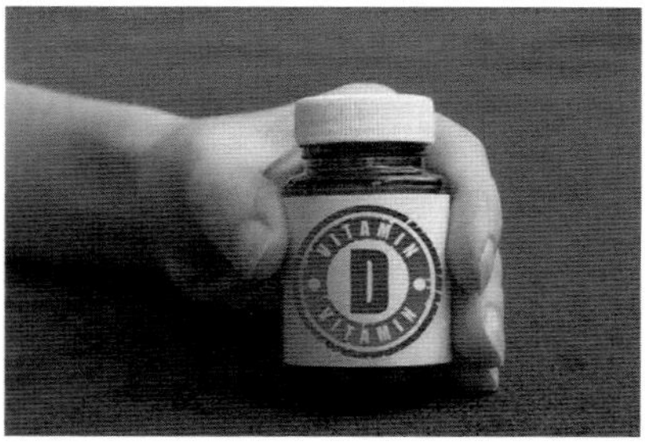

Wie viele Menschen der deutschen Bevölkerung nun unter einem Mangel an Vitamin D leiden, ist nur schwer beantwortbar. Denn es gibt verschiedene Methoden, den 25(OH)D-Wert zu messen, und unterschiedliche Methoden führen bekanntlich auch zu unterschiedlichen Ergebnissen. Aus diesem Grund ist es schwierig, die Daten verschiedener Erhebungsstudien zu vergleichen und finale Rückschlüsse zu ziehen. Das RKI gibt deshalb grundsätzlich an, dass ein Mangel an Vitamin D immer dann besteht, wenn dem Körper über einen längeren Zeitraum hinweg Vitamin D fehlt und dieses Fehlen in der Folge Beschwerden nach sich zieht. Im Umkehrschluss bedeutet das jedoch auch, dass ein einmalig gemessener zu niedriger Gehalt an Vitamin D im Blut nicht zwangsläufig bedeutet, dass man wirklich unter einem Vitamin-D-Mangel leidet.

Aus diesem Grund sehen viele verschiedene Institutionen Deutschlands keinen grundsätzlichen Mangel an Vitamin D innerhalb der Bevölkerung. Falls Sie jedoch tatsächlich unter einem Mangel an Vitamin D leiden, empfiehlt die Deutsche Gesellschaft für Ernährung (DGE) die Einnahme von Nahrungsergänzungsmitteln, sogenannter **Supplemente**. Hierbei können Sie sich entweder für die flüssige Variante, Vitamin D in Tropfenform, oder für die Einnahme durch Tabletten entscheiden.

Dabei unterscheiden sich Fachgesellschaften zwecks Mengeneinschätzung, empfehlen Erwachsenen jedoch eine **Supplementierung zwischen 600 IE** (15 µg) **und 2000 IE** (50 µg). Grundsätzlich gibt es bei der Ergänzung von Vitaminen zwei verschiedene übliche Einheiten, wobei 1 µg 40 IE (= Internationale Einheiten) entspricht.

Es lässt sich also festhalten, dass nicht jeder Mensch an einem Vitamin-D-Mangel leiden mag, das fettlösliche Vitamin für unseren Körper jedoch unglaublich wichtig ist. Sobald die körpereigenen Vitamin-D-Speicher nur unzureichend gefüllt sind und man an einem Mangel leidet, lohnt es sich also auf jeden Fall, auf Supplemente zurückzugreifen, um dem Körper die nötigen Vitamine zuzuführen, die er braucht.

POSITIVE GEDANKEN

Sobald wir die Nachrichten einschalten, werden wir damit konfrontiert, wie schlecht die Welt doch ist, und selbst wenn uns unser Gegenüber zahlreiche Komplimente macht, bleiben doch letzten Endes immer nur die Worte der Kritik bei uns hängen, die er nur ein einziges Mal uns gegenüber ausgesprochen hat. Wir sind besonders gut darin, an schlechten Tagen nur die dunklen Wolken zu sehen – vor allem dann, wenn die Gewitterwolken über uns für längere Zeit anhalten. Doch gerade wegen all den Wolken und dem Regen ist es so wichtig, unser Leben so zu gestalten, dass es uns Freude bringt und wir unsere Lebenslust und Positivität behalten können. Das ist besonders an manchen Tagen nicht immer einfach, vor allem dann nicht, wenn wir inmitten von Krisen stecken oder in unserem Umfeld nur schlechte Dinge geschehen. Dann kann auch die dauernde Aufforderung danach, einmal positiv zu denken, schnell nerven. Dabei sind gerade die positiven Gedanken der entscheidende Schlüssel dafür, negative Gedanken verschwinden zu lassen, Stress zu bewältigen und mit Lebensfreude den eigenen Zielen ein Stück näherzukommen.

Das Gesetz der Anziehung, auch bekannt als Resonanzgesetz, besagt, dass unsere Gedanken unsere Realität bestimmen. Diese Theorie wurde erstmals von Helena Petrovna Blavatsky im Jahr 1877 formuliert. Sie war der Auffassung, dass es zwischen der äußeren Welt und unseren Gedanken einen Zusammenhang gibt.

Wie funktioniert das Gesetz der Anziehung?

Das Gesetz der Anziehung besagt, dass Gleiches Gleiches anzieht und dass wir mit unseren eigenen Gedanken und Gefühlen die Realität beeinflussen können. Die Theorie ist ein universelles Prinzip, das sich zu jeder Zeit sowie in allen Bereichen des Lebens anwenden lässt.

„Gedanken werden zu Dingen."

Wenn Sie Ihre Gedanken manifestieren, werden sie zur Wirklichkeit. Das bedeutet also, dass nicht die Dinge wahr werden, die Sie sich wünschen, sondern vielmehr die Dinge, die Sie fühlen und denken. Das Gesetz der Anziehung besagt, dass das Universum nicht zwischen guten und schlechten Gedanken unterscheidet. Erst wir Menschen bewerten unsere eigenen Gedanken und formen diese dann entsprechend unserer Umwelt. Sie können sich einen bestimmten Gedanken etwa wie eine Schwingung vorstellen, wobei diese Schwingung eine gleiche Schwingung anzieht.

Beispiel: Nehmen Sie sich an einem Tag vor, allen Menschen, die Sie treffen, ein Lächeln zu schenken und sie freundlich zu grüßen. Sie werden merken, dass Ihnen die Mehrheit dieser Menschen diese Freundlichkeit zurückschenken wird.

Einer der größten Vorteile des Gesetzes der Anziehung ist, dass Sie die Verantwortung für Ihr eigenes Leben übernehmen und aus der „Opferrolle" in die Eigenverantwortung übergehen.

Anwendung:
Um die Manifestation Ihrer Gedanken zu erlernen, müssen Sie sich dieser sowie Ihrer Gefühle bewusst werden. Nur so können Sie nachvollziehen, wie Sie diese bewerten und aus welchem Grund Sie bestimmte Situationen im Leben erleben mussten.

Übungen:

1. Nehmen Sie sich jeden Tag einen kurzen Moment, in dem Sie sich ausschließlich auf Ihre eigenen Gedanken fokussieren. Versuchen Sie nun, Ihre Gedanken in eine bestimmte Richtung zu lenken.

2. Achten Sie dabei insbesondere darauf, wie Sie Ihre Gedanken formulieren. Vermeiden Sie Worte wie zum Beispiel „kein" oder „nicht", da Ihr Gehirn negative Formulierungen nicht versteht. Wenn Sie also denken, „Hoffentlich bekomme ich heute KEINEN Schnupfen", richten Sie Ihre Gedanken trotzdem auf eine Erkältung, sodass Ihr Gehirn diesen Satz ganz anders auffasst. Stattdessen sollten Sie diesen Satz lieber mit der Affirmation, „Ich bin vollkommen gesund" ersetzen.

3. Schreiben Sie Ihre Gedanken in einem Tagebuch oder in einem Notizheft nieder, denn Sie können aufgeschriebene Gedanken leichter manifestieren.

4. Das Gesetz der Anziehung kann nicht zwischen bewussten und unbewussten Gedanken unterscheiden, weshalb Zweifel hier sehr hinderlich sind. Sie müssen also von Ihren eigenen Aussagen fest überzeugt sein. Falls also Zweifel aufkommen sollten, sagen Sie sich folgende Affirmation auf: „Jeden Tag nehme ich einen kleinen Schritt und komme meinem Ziel näher."

Kritik an der Theorie

Einer der größten Kritikpunkte an der Theorie ist, dass sie nicht wissenschaftlich belegt werden kann, da es bislang nur persönliche Erfahrungsberichte von Menschen gibt, die diese Theorie in ihrem Leben bereits angewendet haben. Zudem lässt sich diese Methode nicht auf jeden Menschen anwenden – wie zum Beispiel auf Menschen, die einen schweren Schicksalsschlag durchlebt haben, oder auf Menschen, die unter Ängsten oder an schweren Krankheiten leiden. Denn im Umkehrschluss bedeutet das Gesetz der Anziehung auch, dass jeder Mensch für sein eigenes Schicksal verantwortlich ist – und zwar durch die pure Kraft seiner eigenen Gedanken sowie Manifestationen.

Machen Sie sich deshalb bewusst, dass das Leben nicht nur von Schicksalsschlägen, die außerhalb Ihrer Verantwortung liegen, sondern auch von Ihren eigenen aktiven Handlungen geprägt ist. Demnach können Sie sich also nicht immer selbst aussuchen, was passiert. Sie können sich jedoch überlegen, wie Sie mit diesen Schicksalsschlägen am besten umgehen möchten. Versuchen Sie, die Dinge zu ändern, die Sie ändern können, und suchen Sie für die Dinge, die Sie nicht ändern können, einen passenden Umgang.

Zweifellos liegt die Verantwortung für unser Glück in niemand anderes Händen als in unseren eigenen. Wir können zwar unser ganzes Leben auf jemanden warten, der in unser Leben tritt, all unsere Probleme vom einen auf den anderen Moment verschwinden lässt und unser Leben wieder mit Sinn, Glück und Zufriedenheit erfüllt, jedoch wird das nicht passieren. Niemand ist für unser Glück verantwortlich – niemand außer wir selbst und das ist wahrscheinlich die wichtigste Sache, die wir über unser Leben wissen müssen.

Glück und Positivität haben so viel damit so tun, wie wir unserem Leben begegnen und was wir daraus machen. Im Leben kann man nichts planen und manchmal mag einem das Schicksal unzählige Steine in den Weg legen, doch wenn wir selbstbestimmt unseren Weg gehen, können wir diese einfach aufheben und beiseite räumen. Andere Menschen können uns verletzen, uns runterziehen und letzten Endes immer wieder enttäuschen. Wie wir damit umgehen, ist schlussendlich unsere eigene Entscheidung. Doch allein diese Erkenntnis, das Eingestehen und Verinnerlichen dieser Tatsache erfordert Mut und bedeutet, dass wir selbst die Verantwortung für unser eigenes Leben übernehmen. Das ist in den meisten Fällen angsteinflößend, doch auf der anderen Seite von Angst wartet immer auch die Freiheit auf uns – die Freiheit, unser Leben nach unseren eigenen Wünschen und Vorstellungen zu leben und es so zu gestalten, wie es uns gefällt.

Welche dunklen Wolken auch immer am Horizont aufkommen mögen, nach Regen folgt immer Sonnenschein und nicht alles, was uns im Leben passiert, ist schlecht. Einige Windungen mögen manchmal auch ein wahrer Segen des Schicksals sein, die uns vielleicht nicht immer direkt bewusst sind. Schiften wir unsere Gedanken und entfernen unseren Fokus von jeglicher Negativität, können wir auch schwere Zeiten leichter bewerkstelligen, weil wir wissen, dass selbst am dunkelsten Tunnel Licht am Ende wartet. Wichtig ist, dass wir nicht immer sofort den Kopf in den Sand stecken, wenn es gerade einmal wieder nicht so gut laufen sollte.

Auf dieser Welt gibt es niemanden, der genauso wie man selbst. Jeder von uns ist einzigartig und hat Fähigkeiten und Talente, die ihn auszeichnen und besonders machen. Deshalb sollten wir uns niemals von anderen einreden lassen, dass wir irgendetwas nicht könnten oder nicht gut genug sind – nicht einmal von uns selbst. Statt sich also ständig auf die Dinge zu konzentrieren, die uns vielleicht nicht so gut liegen oder in denen wir noch etwas Übung benötigen, sollten wir uns lieber auf unsere unzähligen Stärken konzentrieren. Gerade schwere Zeiten oder Rückschläge bieten uns meistens eine einzigartige Chance, uns weiterzuentwickeln und daran zu wachsen. Meistens nehmen wir jedoch den leichteren Weg und versuchen, die dunklen Kapitel zu verschleiern, zu verdrängen und zu vergessen. Das mag uns in diesem Moment zwar als richtig erscheinen, ist längerfristig jedoch nicht zwangsläufig der sinnvollere Weg. Denn erst, wenn wir anfangen, auch schwierige Zeiten zu analysieren, und versuchen, an ihnen zu wachsen, können wir als stärkere Persönlichkeiten aus dem Sturm hervorgehen und auch in Zukunft negative Gedanken leichter durch positive ersetzen.

Wir neigen dazu, viel zu viel Zeit damit zu verbringen, über die Vergangenheit nachzudenken und uns gleichzeitig bereits über die Zukunft Sorgen zu machen. Dann ist es auch nicht verwunderlich, wenn es uns misslingt, im Hier und Jetzt glücklich zu sein und das Leben als das zu erleben, was es ist: ein wunderbares Geschenk. Selbstverständlich ist jeder Mensch durch seine eigene Vergangenheit geprägt und ganz sicher können wir auch viel aus ihr mitnehmen und lernen. Auf der anderen Seite nimmt natürlich auch das, was noch vor uns liegt, dann Einfluss auf uns, wenn wir unseren Träumen nachgehen. Doch dieser Einfluss von Vergangenheit sowie Zukunft ist nur dann auch positiv für uns, wenn er uns dazu verhilft, in der Gegenwart zu leben und diese bewusst nach unseren Wünschen mitzugestalten. Das Fundament für eine positive, glückliche und zufriedene Zukunft ist nun einmal das Leben im Hier und Jetzt.

15 Tipps für positive Gedanken

1. Negativen Gedanken keine Macht schenken
2. Dankbarkeit praktizieren – auch für die kleinen Dinge des Lebens
3. Sich nicht mit anderen vergleichen, wir alle sind einzigartig
4. Präsent sein und achtsam durchs Leben gehen
5. Die großen sowie die kleinen Erfolge des Lebens feiern
6. Mit einer Positive-Gedanken-Morgenroutine in den Tag starten
7. Sich mit positiv denkenden Menschen umgeben
8. Das tun, was man liebt
9. Der Welt Ihr Lächeln zeigen
10. Auch einmal nein sagen können
11. Sich immer wieder an die positiven Aspekte des Lebens erinnern
12. Niemals aufhören, an sich selbst zu arbeiten
13. Sich um sich selbst kümmern und in der Natur unterwegs sein
14. Sich daran erinnern, dass man nicht alleine ist und geliebt wird
15. Social Media nur in Maßen nutzen

Es gibt tatsächlich Menschen, die extreme Situationen besser bewältigen können als andere. In der Psychologie wird diese innere Stärke sowie seelische Belastbarkeit als **Resilienz** bezeichnet. Eine ganz grundsätzliche Charaktereigenschaft von resilienten Menschen ist, dass sie schwere und bedrückende Situationen im Leben differenzierter wahrnehmen als andere und diese außerdem positiv bewerten. Dadurch kann ihnen ihre positive Einstellung zum Leben dabei helfen, unter anderem psychische Probleme besser zu meistern.

Eigenschaften resilienter Menschen:

1. **Akzeptanz:** Gewisse Krisen, zu denen beispielsweise Streitigkeiten gehören, werden als ein Teil des Lebens angesehen. Dabei wird der Streit angenommen und nicht verdrängt.

2. **Optimismus:** Resiliente Menschen glauben stets daran, dass sich am Ende immer alles zum Guten wenden wird.

3. **Selbstwirksamkeit:** Resiliente Menschen glauben an ihre eigenen Fähigkeiten und sind sich sowohl ihrer Stärken als auch ihrer Schwächen bewusst. Sie halten sich für kompetent genug, um bestimmte Krisen ganz allein zu meistern.

4. **Eigenverantwortung:** Resiliente Menschen betrachten sich selbst nicht als Opfer ihrer eigenen Umstände. Anstatt die Schuld immer nur bei anderen zu suchen, wollen sie vielmehr selbst die Verantwortung für ihr Leben übernehmen.

5. **Netzwerkorientierung:** Gerade in schwierigen Zeiten ist es wichtig, auch die Hilfe von Freunden und Bekannten anzunehmen und anderen ebenso Hilfe anzubieten.

6. **Lösungsorientierung:** Resiliente Menschen orientieren sich nicht an Problemen, sondern an Lösungen. Anstatt zu grübeln, handeln sie lösungsorientierter.

Wie können Sie Ihre Resilienz stärken?

1. Verstehen Sie, dass das Leben ein Prozess stetigen Wandels ist!

Achtsamkeitsübungen helfen Ihnen dabei, das Leben, das unter anderem von Krisen geprägt ist, zu akzeptieren. Diese Akzeptanz führt in der Folge dazu, dass Sie nicht nur positiver, sondern auch optimistischer durch Ihr Leben gehen können.

2. Werden Sie sich Ihrer eigenen Fähigkeiten bewusst!

Führen Sie jeden Abend ein „Erfolgstagebuch", in dem Sie sich notieren, was am heutigen Tag gut gelaufen ist und was Sie erreicht haben. Es wird Ihnen dabei helfen, dass Sie sich in schwierigen Zeiten daran erinnern, was Sie alles bereits gemeistert haben.

3. Nehmen Sie Hilfe an!

Sie müssen und können nicht alle Ihre Probleme alleine lösen. Schreiben Sie sich erst einmal selbst alle möglichen Lösungen für Ihr Problem auf und schauen Sie dann, ob Sie es wirklich allein bewältigen können. Falls nicht, scheuen Sie nicht davor, um Hilfe zu fragen bzw. nach alternativen Lösungsvorschlägen zu suchen. Oftmals hilft auch ein objektiver Blickwinkel, bei dem Ihr Problem von außen betrachtet wird.

4. Verwechseln Sie Widerstandsfähigkeit nicht mit Abhärtung!

Es wird Sie nicht weiterbringen, wenn Sie sich noch mehr Arbeit aufbürden oder wenn Sie alles mit sich allein ausmachen wollen. Denn das wird Sie auf lange Sicht nicht resilienter machen, sondern Sie vielmehr einfach nur überfordern. Wichtig ist: Gönnen Sie sich zwischendurch immer mal wieder Pausen.

5. Sagen Sie auch mal Nein!

Verabschieden Sie sich von dem Gedanken, es immer allen recht machen zu wollen. Wenn Sie momentan keine Zeit, Lust oder einfach keine Energie haben, sagen Sie Nein. Wichtig ist auch, dass Sie sich deshalb nicht schlecht fühlen müssen.

6. Erholen Sie sich!

Genießen Sie all die schönen Dinge, die das Leben zu bieten hat – wie leckeres Essen, Unternehmungen mit Freunden, Sonnenaufgänge und Sonnenuntergänge, Spaziergänge in der Natur oder einen entspannten Filmabend. All das fördert Ihre mentale Gesundheit und bereitet Sie auf stressige Zeiten vor.

Zwar wird nicht jeder Mensch als Optimist geboren, jedoch können wir alle, bis zu einem gewissen Grad, lernen, positiv zu denken. Positive Erfahrungen verlangen nicht nur dem Körper, sondern auch dem Geist viel weniger ab, als es negative Erlebnisse tun. Bevor man von negativen Gedanken überwältigt wird, gilt es, zuerst einmal zu überlegen, ob die emotionalen Reaktionen überhaupt angebracht sind. Denn nicht immer ist alles so aussichtslos, wie es uns negative Gedanken fühlen lassen. Positive Gedanken hingegen lassen uns nicht nur glücklicher werden, sondern erhöhen auch unsere persönliche Widerstandsfähigkeit und stärken unser Miteinander.

Dankbarkeitsübung

Selbst an den dunkelsten Tagen gibt es Dinge, für die man dankbar ist. Denn es sind die kleinen Dinge im Leben, die es so großartig machen. Damit Sie sich jeden Tag vor Augen führen können, wofür Sie in Ihrem Leben dankbar sind, können Sie sich ein Dankbarkeitstagebuch anschaffen, in dem Sie jeden Tag drei Dinge notieren, für die Sie dankbar sind. Integrieren Sie diese Übung doch als kleines Abendritual. Lassen Sie sich dafür zum Beispiel ein schönes heißes Entspannungsbad ein, machen Sie sich ein paar Kerzen an und lassen Sie positive Musik im Hintergrund laufen. Nehmen Sie sich bewusst Zeit für sich selbst und schließen Sie den vergangenen Tag mit positiven Gedanken ab. Schenken Sie nicht nur Ihrem Körper, sondern auch Ihrem Geist die nötige Priorität, um positive Gefühle in Ihnen selbst zu entfachen.

Positiver Tagesrückblick

Eine weitere und ähnliche Möglichkeit, sich positive Gedanken zu verschaffen, ist das Schreiben eines Tagebuchs, in welchem Sie die positiven Dinge des Tages niederschreiben. Nach jedem Punkt, den Sie aufgeschrieben haben, fragen Sie sich, was Sie selbst dazu beigetragen haben, zum Beispiel:

> ***„Heute habe ich eine Stunde Sport gemacht und mich gesund, nach den Prinzipien der Traditionellen Chinesischen Medizin, ernährt. Es fiel mir total leicht und ich musste mich nicht dazu zwingen."***

Positive Gedanken sind ein ganz wesentlicher Grundpfeiler, um ein positives Leben zu leben und gesund zu bleiben. Sie können auf Ihre Ernährung achten und sich ausreichend bewegen und sportlich betätigen, doch wenn Sie sich nicht den Dingen zu wenden, die Ihren Geist beschäftigen, kann Ihre Lebensenergie nicht ungehindert fließen und Sie werden nie vollkommen glücklich und zufrieden sein. Für positive Gedanken gibt es auch keinen passenden Zeitpunkt, da Sie rund um die Uhr von Ihnen profitieren werden. Und wenn Ihr Herz mit Positivität gefüllt ist, können auch Ihre Organe, entsprechend der Organuhr, optimal arbeiten.

BEWEGUNG IN DER NATUR – VERWURZELUNG MIT UNSEREN URSPRÜNGEN

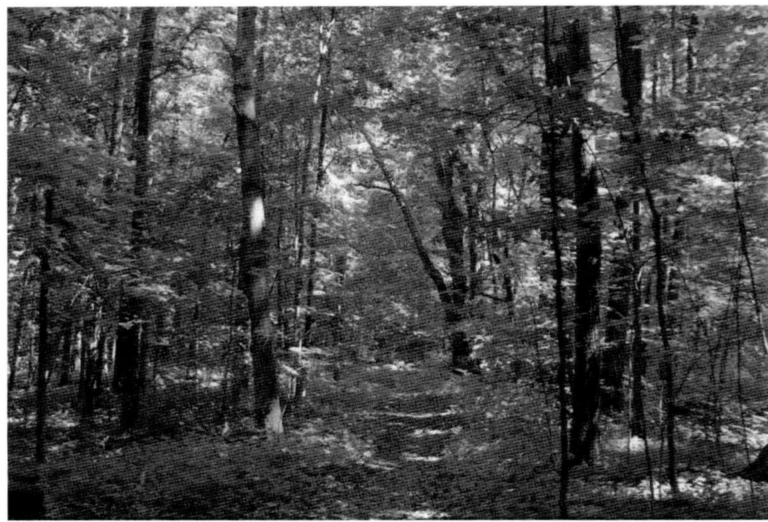

Die Bewegung in der Natur ist wohl die schönste Art und Weise, die Welt um uns herum mit all unseren Sinnen wahrnehmen zu können. Es ist längst kein Geheimnis mehr, dass regelmäßige Bewegung zur Gesundheit sowie zum Wohlbefinden beiträgt, uns fit hält und das Risiko für potenzielle, zukünftige Krankheiten mindert. Doch vor allem die Bewegung in der Natur hat nicht nur auf unseren Körper, sondern insbesondere auch auf unsere Seele eine ganz besondere positive Wirkung. So helfen regelmäßige Spaziergänge in der Natur nicht nur bei der Stärkung des Immunsystems sowie der Vorbeugung von Krankheiten, sondern auch zum Krafttanken und zum Entschleunigen. Forschende der US-amerikanischen Universität Cambridge fanden zum Beispiel heraus, dass bereits ein zwanzigminütiger Spaziergang am Tag ausreicht, um das Leben signifikant zu verlängern. Die Wissenschaftler konnten in ihrer Studie mit mehr als 300.000 Teilnehmenden aufzeigen, dass die Gesamtsterblichkeitsrate der Menschen, die regelmäßig an der frischen Luft spazieren gehen, um etwa 20 bis 30 Prozent geringer war als bei den Menschen, die keine körperlichen Aktivitäten ausüben. Darüber hinaus wirkt eine grüne Umgebung wie Balsam für die Seele. So konnten Forschende der US-amerikanischen Universität Michigan herausfinden, dass die Menschen, die sich dreimal in der Woche für jeweils zwanzig bis dreißig Minuten in der Natur aufhalten, deutlich niedrigere Stresslevel hatten als andere. Der Aufenthalt in der

Natur führt dazu, dass der Spiegel des Stresshormons Cortisol absinkt, was sich beispielsweise auf Depressionen, Übergewicht und sogar Herz-Kreislauf-Erkrankungen fördernd auswirkt. Japan hat die positive Auswirkung der Natur auf den menschlichen Körper und den menschlichen Geist bereits vor Jahren erkannt. Denn dort ist das sogenannte Shinrin-Yoku, das Baden im Grünen, bereits seit den 1980er-Jahren sehr populär. Durch das bewusste Meditieren während des Waldbadens sollen etwa Stress und sogar Depressionen gelindert werden können.

Shinrin-Yoku bedeutet übersetzt „Waldbaden". Nehmen Sie sich einen Tag lang Zeit und machen Sie einen Spaziergang im Wald. Hierbei geht es nicht nur darum, durch einen Wald zu laufen, sondern diesen mit all Ihren Sinnen wahrzunehmen. Nehmen Sie nicht nur die Geräusche sowie die Gerüche wahr und genießen Sie nicht nur die schöne Aussicht im Grünen, sondern lassen Sie einfach mal die Natur auf Sie wirken. Naturspaziergänge haben nicht nur eine entspannende Wirkung, sondern senken auch den Blutdruck und hellen die Stimmung auf – das konnte sogar die Wissenschaft nachweislich belegen. Aus diesem Grund verschreiben japanische Ärzte ihren Patienten mittlerweile sogar Aufenthalte in der Natur sowie Spaziergänge im Wald auf Rezept.

Regelmäßige Waldbäder haben sowohl auf den Körper als auch auf den Geist eine heilende Wirkung. Sie tragen nicht nur zur Stärkung des Immunsystems und zur Stressreduktion bei, sondern fördern darüber hinaus auch den Schlaf, steigern die Kreativität und fördern die Konzentrationsfähigkeit. Für alle Interessierten hat der Umweltmediziner Professor Dr. Qing Li ein paar Tipps dafür zusammengestellt, was man beim Waldbaden alles beachten sollte:

1. Überfordern Sie sich nicht und setzen Sie sich immer realistische Ziele. Falls Sie viel Zeit haben, könnten Sie etwa vier Stunden im Wald bleiben und dabei fünf Kilometer zurücklegen. Alternativ können Sie aber auch nur für zweieinhalb Stunden im Wald bleiben und dabei zweieinhalb Kilometer zurücklegen.
2. Sobald Sie müde sind, legen Sie eine Pause ein, bei der Sie sich auf eine Bank setzen und die Natur genießen.
3. Nehmen Sie sich auf jeden Fall Wasser oder Tee mit, um ausreichend Flüssigkeit aufzunehmen.
4. Wenn Ihnen eine Stelle im Wald besonders gut gefällt, setzen Sie sich dorthin und lesen Sie zum Beispiel ein gutes Buch, schreiben in Ihr Dankbarkeitstagebuch oder genießen einfach nur den Moment in der Natur.
5. Nach dem Waldbaden gönnen Sie sich dann ein heißes Bad in einer Therme oder in Ihrer Badewanne.
6. Möchten Sie außerdem Ihr Immunsystem stärken, empfiehlt sich ein dreitägiger Ausflug mit zwei Übernachtungen in einer Unterkunft oder in einem Zelt.

Neben der grünen Umgebung hat auch das Tageslicht einen entscheidenden Einfluss auf unsere Gesundheit. Denn das Sonnenlicht bewirkt, dass unser Körper vermehrt Glückshormone, zum Beispiel Serotonin, ausschüttet, wodurch sich unsere Laune automatisch anhebt. Darüber hinaus unterstützt Sonnenlicht die körpereigene Produktion von Vitamin D, welchem besonders im Hinblick auf unseren Knochenbau eine wichtige Rolle zukommt.

Doch auch die frische Luft der Natur sollte keinesfalls unterschätzt werden, da sie uns zu einer positiveren Grundeinstellung zum Leben sowie zu mehr Kreativität und Aufmerksamkeit verhilft. Selbst die Geräusche der Natur wirken sich positiv auf uns aus, regen unser Gehirn an und steigern unsere Konzentrationsfähigkeit.

Unterschiedliche Formen des Laufens

Joggen:
Das Joggen fällt unter die Kategorie des körperlichen Ausdauertrainings, das sowohl den Kreislauf als auch das Herz stärkt und sich positiv auf die Knochengesundheit auswirkt. Da es die Gelenke jedoch stark beanspruchen kann, ist nicht nur ein moderates Tempo, sondern auch ein gutes Paar Laufschuhe wichtig.

Nordic Walking:
Beim Nordic Walking wird das schnelle Gehen durch die Verwendung von speziellen Stöcken unterstützt, die nicht nur den Oberkörper stützen, sondern auch die Koordinationsfähigkeit verbessern.

Walking:
Das zügige Gehen in der Natur stärkt nicht nur das Herz-Kreislauf-System, sondern belastet auch die Gelenke und den Kreislauf weniger als das Joggen. Außerdem erfahren nicht nur die Beine, sondern auch die Arme Aufmerksamkeit, wodurch das Walking nicht nur ein effektives Ganzkörpertraining im Freien ist, sondern sich auch perfekt für den Wiedereinstieg nach einer längeren Sportpause eignet.

Wandern:
Das Wandern ist ein wahres Highlight für alle Naturliebhaber, das wunderbare Vorteile für die Gesundheit mit sich bringt. So stärkt das mehrstündige Wandern über Stock und Stein nicht nur die Sehnen, die Bänder, die Gelenke und die Muskeln, sondern senkt darüber hinaus auch den Blutdruck. Eine Unterkategorie des klassischen Wanderns stellt dabei das Gesundheitswandern dar, bei dem das Laufen mit physiotherapeutischen Übungen kombiniert wird.

Naturverbundenheit:

Suchen Sie sich in der Natur einen schönen Platz, an dem Sie sich wohlfühlen – zum Beispiel an einem Fluss oder unter einem großen Baum.

Nun stellen Sie sich hüftbreit auf und schließen Ihre Augen. Dabei visualisieren Sie, wie tiefe Wurzeln aus Ihren Fußsohlen herauswachsen, die bis weit in die Erde reichen.

Vielleicht können Sie Ihre Wurzeln sogar so gut wahrnehmen, dass Sie sie beschreiben können?

Atmen Sie nun einige Male über Ihre Fußsohlen, Ihre Wurzeln, tief aus der Erde bis in Ihr Herz ein, um sich mit der Natur zu verwurzeln. Bevor Sie die Übung abschließen, versuchen Sie noch einmal, das gesamte Universum über Ihren Scheitelpunkt bis in Ihr Herz einzuatmen und anschließend wieder zur Erde auszuatmen.

Spüren Sie nun abschließend, wie Ruhe in Ihnen einkehrt. Konzentrieren Sie sich auf Ihre Atmung und den Boden unter den Füßen und seien Sie komplett im Hier und Jetzt.

Öffnen Sie langsam Ihre Augen und nehmen Sie Ihre Verbundenheit mit der Natur wahr.

Atemübung 4-7-8:

Suchen Sie sich einen schönen und ruhigen Ort in der Natur, an dem Sie entspannen und für einige Zeit verweilen können. Nehmen Sie Abstand von Ihrem Alltag und geben Sie sich voll und ganz der Natur hin. Schließen Sie nun Ihre Augen, atmen Sie ein und zählen Sie währenddessen bis **vier**. Nun halten Sie die Luft an, wobei Sie bis zur Zahl **sieben** zählen. Anschließend atmen Sie langsam und kontrolliert durch Ihren leicht geöffneten Mund wieder aus und zählen währenddessen bis **acht**. Wiederholen Sie diese Atemübung noch **viermal** und genießen Sie die Ruhe, die in Ihnen einkehrt.

In 21 Tagen zu mehr Gesundheit & Wohlbefinden!

Woche 1	
Tag 1	• Frühstück zwischen 7 und 9 Uhr • Auseinandersetzung mit dem Konzept von Yin und Yang, den fünf Wandlungsphasen und den Meridianen • langsames Herantasten an die 5. Säule der TCM – die Ernährung • Ausdauertraining in den Alltag integrieren – z. B. Laufen, Schwimmen oder Radfahren • Abendessen vor 19 Uhr
Tag 2	• Frühstück zwischen 7 und 9 Uhr • langsames Herantasten an die 1. Säule der TCM – die Akupunktur + Übungsdurchführung (s. Kapitel TCM) • Yin Yoga praktizieren, um die Meridiane des Körpers zu öffnen • verstärkt basische Lebensmittel in die Ernährung integrieren (s. Kapitel zur basischen Ernährung) • Abendessen vor 19 Uhr
Tag 3	• Frühstück zwischen 7 und 9 Uhr • langsames Herantasten an die 3. Säule der TCM – das Qigong + Übungsdurchführung (s. Kapitel TCM) • verstärkt basische Lebensmittel in die Ernährung integrieren (s. Kapitel zur basischen Ernährung) • Abendessen vor 19 Uhr
Tag 4	• Frühstück zwischen 7 und 9 Uhr • langsames Herantasten an die 4. Säule der TCM – die Tuina-Massage + Übungsdurchführung (s. Kapitel TCM) • Ausdauertraining in den Alltag integrieren – z. B. Laufen, Schwimmen oder Radfahren • verstärkt basische Lebensmittel in die Ernährung integrieren (s. Kapitel zur basischen Ernährung) • Abendessen vor 19 Uhr

Tag 5	• Frühstück zwischen 7 und 9 Uhr • Auseinandersetzung mit dem Prinzip der Organuhr • Yin Yoga praktizieren, um die Meridiane des Körpers zu öffnen • verstärkt basische Lebensmittel in die Ernährung integrieren (s. Kapitel zur basischen Ernährung) • Abendessen vor 19 Uhr
Tag 6	• Frühstück zwischen 7 und 9 Uhr • Beginn der 3-tägigen Beobachtung, zu welcher Uhrzeit eventuell körperliche Probleme auftreten • verstärkt basische Lebensmittel in die Ernährung integrieren (s. Kapitel zur basischen Ernährung) • Abendessen vor 19 Uhr
Tag 7	• Frühstück zwischen 7 und 9 Uhr • Fortsetzung der 3-tägigen Beobachtung, zu welcher Uhrzeit eventuell körperliche Probleme auftreten • Ausdauertraining in den Alltag integrieren – z. B. Laufen, Schwimmen oder Radfahren • verstärkt basische Lebensmittel in die Ernährung integrieren (s. Kapitel zur basischen Ernährung) • Abendessen vor 19 Uhr

Woche 2	
Tag 1	•Frühstück zwischen 7 und 9 Uhr •Ende der 3-tägigen Beobachtung, zu welcher Uhrzeit eventuell körperliche Probleme auftreten + Behebung der Energiestaus der betroffenen Organe -> individuelle Problemlösung / abhängig davon, welche(s) Organ(e) betroffen ist/sind •Übungen zur Optimierung der Gesundheit mit den jeweiligen Leistungshöhepunkten und Leistungstiefpunkten der Organmeridiane abstimmen (s. vor allem Kapitel zu Krankheiten & Beschwerden) •Yin Yoga praktizieren, um die Meridiane des Körpers zu öffnen •verstärkt basische Lebensmittel in die Ernährung integrieren (s. Kapitel zur basischen Ernährung) •Abendessen vor 19 Uhr
Tag 2	•Frühstück zwischen 7 und 9 Uhr •Behebung der Energiestaus der betroffenen Organe nach dem Prinzip der Organuhr •verstärkt basische Lebensmittel in die Ernährung integrieren (s. Kapitel zur basischen Ernährung) •Abendessen vor 19 Uhr
Tag 3	•Frühstück zwischen 7 und 9 Uhr •Behebung der Energiestaus der betroffenen Organe nach dem Prinzip der Organuhr •Ausdauertraining in den Alltag integrieren – z. B. Laufen, Schwimmen oder Radfahren •verstärkt basische Lebensmittel in die Ernährung integrieren (s. Kapitel zur basischen Ernährung) •Abendessen vor 19 Uhr
Tag 4	•Frühstück zwischen 7 und 9 Uhr •Behebung der Energiestaus der betroffenen Organe nach dem Prinzip der Organuhr •Yin Yoga praktizieren, um die Meridiane des Körpers zu öffnen •verstärkt basische Lebensmittel in die Ernährung integrieren (s. Kapitel zur basischen Ernährung) •Abendessen vor 19 Uhr
Tag 5	•Frühstück zwischen 7 und 9 Uhr •Behebung der Energiestaus der betroffenen Organe nach dem Prinzip der Organuhr •langsames Herantasten an die uralte Tradition des Ayurveda, Auseinandersetzung mit den drei Doshas & Durchführung des

	Dosha-Tests • verstärkt basische Lebensmittel in die Ernährung integrieren (s. Kapitel zur basischen Ernährung) • Abendessen vor 19 Uhr
Tag 6	• Frühstück zwischen 7 und 9 Uhr • Auseinandersetzung mit dem Ergebnis des Dosha-Tests / Beschäftigung mit dem eigenen Konstitutionstyp bzw. mit den Konstitutionstypen + schrittweise Integration dieser Bedürfnisse in den Alltag – gilt vor allem in Bezug auf die Mahlzeitenempfehlungen / typgerechte Ernährung für die Doshas -> Optimierung der Prinzipien der TCM durch das Wissen des Ayurveda • Ausdauertraining in den Alltag integrieren – z. B. Laufen, Schwimmen oder Radfahren • verstärkt basische Lebensmittel in die Ernährung integrieren (s. Kapitel zur basischen Ernährung) • Abendessen vor 19 Uhr
Tag 7	• Frühstück zwischen 7 und 9 Uhr • Die Diätetik der TCM sowie die ayurvedischen Regeln zur Ernährung miteinander abgleichen und die eigene Ernährungsweise optimieren – z. B. vor den Mahlzeiten nichts mehr trinken oder auf bestimmte Lebensmittelkombinationen verzichten (Ayurveda) • Yin Yoga praktizieren, um die Meridiane des Körpers zu öffnen • verstärkt basische Lebensmittel in die Ernährung integrieren (s. Kapitel zur basischen Ernährung) • Abendessen vor 19 Uhr

Woche 3

Tag 1	• Beginn der Ayurveda-Kur (Fasten) • Einleitungstag als Vorbereitung auf die bevorstehende Ayurveda-Kur – warme Ölmassagen, reinigende Maßnahmen, stoffwechselanregende Tätigkeiten, Meditation, Yoga, ausreichend ruhen • sanfte Bewegung in den Tag integrieren – mit Yoga in den Tag starten • Organismus immer warm halten – z. B. durch warmes Öl
Tag 2	• Reinigungstag der Ayurveda-Kur • wichtig: alle 30 Minuten Flüssigkeit zuführen • Nahrung darf lediglich aus flüssigen und warmen Substanzen bestehen – z. B. Suppen • sanfte Bewegung in den Tag integrieren – mit Yoga in den Tag starten • Organismus immer warm halten – z. B. durch warmes Öl

Tag 3	• Reinigungstag der Ayurveda-Kur • wichtig: alle 30 Minuten Flüssigkeit zuführen • Nahrung darf lediglich aus flüssigen und warmen Substanzen bestehen – z. B. Suppen • sanfte Bewegung in den Tag integrieren – mit Yoga in den Tag starten • Organismus immer warm halten – z. B. durch warmes Öl
Tag 4	• Reinigungstag der Ayurveda-Kur • wichtig: alle 30 Minuten Flüssigkeit zuführen • Nahrung darf lediglich aus flüssigen und warmen Substanzen bestehen – z. B. Suppen • sanfte Bewegung in den Tag integrieren – mit Yoga in den Tag starten • Organismus immer warm halten – z. B. durch warmes Öl
Tag 5	• Aufbautag der Ayurveda-Kur • höchstens 1/4 der gewohnten Nahrungsmenge aufnehmen, entspricht etwa einer halben Handvoll je Mahlzeit • Khichari empfiehlt sich besonders für die Aufbautage • sanfte Bewegung in den Tag integrieren – mit Yoga in den Tag starten • Organismus immer warm halten – z. B. durch warmes Öl
Tag 6	• Aufbautag der Ayurveda-Kur • jetzt kann bereits die doppelte Menge des vorherigen Tages verdaut werden, entspricht etwa der Hälfte der gewohnten Nahrungsmenge • Khichari empfiehlt sich besonders für die Aufbautage • sanfte Bewegung in den Tag integrieren – mit Yoga in den Tag starten • Organismus immer warm halten – z. B. durch warmes Öl
Tag 7	• Aufbautag der Ayurveda-Kur • jetzt können bereits 3/4 der gewohnten Nahrungsmenge aufgenommen werden • Khichari empfiehlt sich besonders für die Aufbautage • sanfte Bewegung in den Tag integrieren – mit Yoga in den Tag starten • Organismus immer warm halten – z. B. durch warmes Öl • Ende der Ayurveda-Kur

Mit mehr Unbeschwertheit ins Leben starten…

Im direkten Vergleich mit den fernöstlichen Auffassungen zum Wohlbefinden und zur Gesundheit ist unsere westliche Medizin eine junge wissenschaftliche Disziplin, die sich erst im Laufe der letzten zweihundert Jahre durchgesetzt hat. Seit jeher konnte sie stetig weiterentwickelt sowie weltweit erforscht werden, wodurch sich viele verschiedene Fachbereiche sowie Disziplinen herausgebildet haben. Durch die zunehmende Spezialisierung der westlichen Medizin und dem ärztlichen Fachpersonal verliert der Blick der westlichen Medizin jedoch folglich häufig das große Ganze aus den Augen. Ihr eingeschränkter Blick konzentriert sich dabei meistens ausschließlich auf die bereits bestehende Krankheit innerhalb des Systems bzw. innerhalb der einzelnen Organe, wodurch der Fokus primär auf harten Fakten, Daten und Zahlen liegt. Die Ursache der Erkrankung rückt in den Hintergrund und lediglich die Symptome finden Beachtung. Nichtsdestotrotz darf der Erfolg der westlichen Medizin nicht geleugnet werden, denn insbesondere in der Diagnostik sowie in der Therapie werden große Ergebnisse erzielt.

Nach der Philosophie der Traditionellen Chinesischen Medizin befindet sich ein Mensch in körperlicher und seelischer Gesundheit, wenn seine Lebensenergie ungehindert fließen kann. Die Lebensenergie, auch Qi genannt, durchfließt das gesamte Universum auf Energiebahnen, den sogenannten Meridianen. Und die Meridiane fließen auch durch unseren gesamten Körper und verbinden unsere jeweiligen Organe miteinander.

Die Meridiane werden zwar ständig vom Qi durchströmt, tagsüber gibt es jedoch bestimmte Zeitspannen, in denen einzelne Organe jeweils besonders gut mit der Lebensenergie versorgt werden. Auf dieser Annahme beruht das Prinzip der Organuhr. Demnach hat jedes Organ des menschlichen Körpers feste Zeiten, in denen es besonders aktiv arbeiten kann und seinen absoluten energetischen Höhepunkt erreicht, sowie andere Zeiten, in denen es seinen energetischen Tiefstand durchläuft. Dabei wird immer ein Organ über die Meridiane im Körper für einen Zeitraum von etwa zwei Stunden mit der Lebensenergie Qi versorgt, bevor das Qi weiter zum nächsten Organ fließt. Darüber hinaus verfügt jedes Organ über ein komplementäres Partnerorgan, das man auf der Organuhr entsprechend im gegenüberliegenden Zeitfenster ablesen kann.

Die chinesische Organuhr hilft vorrangig bei der Erkennung, an welchen Stellen sich die Blockaden befinden und wie, insbesondere aber zu welchem Zeitpunkt, man diese am besten behandeln sollte. Im Zuge dessen markiert, neben der Traditionellen Chinesischen Medizin, auch die uralte Tradition des Ayurveda einen wichtigen Grundpfeiler für die Gesundheit sowie das Wohlbefinden. Nach dem Wissen des Ayurveda setzt sich die Welt aus den fünf Elementen Erde, Wasser, Luft, Feuer und Raum zusammen. Die fünf Elemente repräsentieren dabei bestimmte Qualitäten, die die Sprache der Natur darstellen und von uns über unsere Sinne wahrgenommen werden können. Sie vereinen sich in unserem Körper und kommen in drei Hauptenergiemustern zum Ausdruck, die im Sanskrit als **Dosha** bekannt sind. Sie steuern unsere physiologischen sowie unsere geistigen Funktionen. Die Doshas sind in jedem Organ, jedem Gewebe und jeder Zelle präsent und entscheiden, wie wir auf die Erlebnisse und Reize in unserer Umgebung reagieren. Um unser Leben in ein größeres Gleichgewicht zu bringen, hilft es nicht nur, sich **am Prinzip der Organuhr zu orientieren**, denn auch die individuelle Konstitution jedes Einzelnen sollte berücksichtigt werden.

Sobald die eigene Konstitution im inneren Gleichgewicht steht, sind wir gesund. Befinden sich die Doshas jedoch in einem chronischen Ungleichgewicht, können gesundheitliche Probleme und Krankheiten die Folge sein. Hierbei kann das Verhältnis der Doshas zum Beispiel durch Stress oder einen ungesunden Lebensstil aus dem Gleichgewicht geraten.

Im Ayurveda entscheidet **nicht nur, was wir essen**, darüber, ob wir gesund sind oder nicht, sondern **auch die Uhrzeit**, wann wir essen, ist entscheidend. In der Ordnungstherapie des Ayurveda wird hierfür eine chronobiologische Körperuhr beschrieben, die sich im Takt der drei Doshas bewegt. Diese Körperuhr bestimmt im Rhythmus von vier Stunden die Funktionen des Stoffwechsels, der Psyche sowie des Körpers und legt damit das Fundament des ayurvedischen Mahlzeitensystems.

Das ayurvedische Verständnis von Ernährung geht jedoch noch viel weiter und beschreibt Ansätze, die für die moderne Ernährungslehre neu sind. So ist nach dem Wissen des Ayurveda nicht nur die Nahrungsqualität für die Versorgung unseres Körpers ausschlaggebend, sondern auch die **Funktionsweise des menschlichen Verdauungssystems** sowie die Art der **Nahrungszubereitung**. Die ayurvedischen Prinzipien der Ernährung sind zwar typgerecht, differenzieren trotzdem zwischen körperlichen, mentalen sowie emotionalen Wirkungsweisen. So wird der Speiseplan auf die persönliche Entwicklung sowie auf die individuelle Konstitution eines Menschen und die damit verbundenen Störungen angepasst.

Darüber hinaus legt das Ayurveda nicht erst beim Auftreten einer Krankheit großen Wert darauf, den Körper zu entgiften und zu reinigen. Vielmehr setzt die Heilkunst auf eine Regelmäßigkeit der Entgiftungsdurchgänge, da sie Gesundheit aus demselben Blickwinkel wie die Traditionelle Chinesische Medizin begreift. Somit werden ayurvedische Entlastungs- sowie Entgiftungsansätze und Ayurveda-Kuren vorbeugend durchgeführt und sind sogar im eigenen Zuhause hervorragend selbst umzusetzen.

Im Zuge dessen ist das komplexe System des **Säure-Basen-Haushaltes** zur Regulation des menschlichen Körpers eine weitere wichtige Komponente, die nicht außer Acht gelassen werden sollte. Denn der Säure-Basen-Haushalt ermöglicht es vorrangig, dass der lebenswichtige pH-Wert unseres Blutes konstant gehalten wird. Außerdem gewährleistet er, dass der momentan notwendige pH-Wert in den verschiedenen Bereichen unseres Körpers vorherrscht. Basen und Säuren sind dabei weder gut noch schlecht. Vielmehr ist ihre Balance für unsere Gesundheit entscheidend.

Eine basenbetonte Ernährungsweise ist deshalb wichtig, da chronische Entzündungsprozesse oftmals der Anfang zahlreicher Erkrankungen sind, die zunächst völlig unbemerkt verlaufen. Diese entzündlichen Prozesse führen im Körper jedoch zur Bildung von Säure und damit zwangsläufig auch zu einer Übersäuerung, die viele gravierende Folgen mit sich bringen kann.

Im Rahmen eines gesunden, glücklichen und erfüllten Lebens darf jedoch auch die **sportliche Komponente** nicht vernachlässigt werden. Besonders das Ausdauertraining, das vor allem unser Herz-Kreislauf-System herausfordert, wirkt sich nicht nur auf unseren Körper, sondern auch auf unseren Geist positiv aus. So ökonomisiert regelmäßiges Ausdauertraining zum Beispiel den Herzschlag, optimiert die Durchblutung und vermindert unsere Infektanfälligkeit. Neben dem Ausdauertraining ist auch die Bewegung in der Natur sowie das Praktizieren von Yoga bewährte gesundheitliche Methoden, um nicht nur die Meridiane des Körpers zu öffnen, damit die Lebensenergie ungehindert fließen kann, sondern auch, um sich fit zu halten und mit positiven Gedanken in den neuen Tag zu starten. Achten Sie daher gut auf sich und behalten Sie im Hinterkopf:

Gesundheit ist nicht nur ein Zustand des Körpers, sondern auch des Geistes.